누구나 −10kg
저절로 빠지는
다이어트
안 해야
다이어트
성공한다

누구나 −10kg
저절로 빠지는
다이어트
안 해야
다이어트
성공한다

1판 1쇄 펴낸날 2024년 11월 30일

지은이 김유준

펴낸이 나성원
펴낸곳 나비의활주로

책임편집 김정웅
디자인 BIG WAVE

전화 070-7643-7272
팩스 02-6499-0595
전자우편 butterflyrun@naver.com
출판등록 제2010-000138호
상표등록 제40-1362154호

ISBN 979-11-93110-51 5 13610

누구나 -10kg
저절로 빠지는
다이어트
안 해야
다이어트
성공한다

김유준 지음

나비의 활주로

프롤로그

평생 다이어트를 해왔는데 아직도 다이어트 중이신가요? 잘하고 있는 거 같은데 살이 잘 안 빠지시나요? 왜 나만 이런 몸뚱어리를 주셨는지 신을 미워하고 계시나요?

그렇다면 정말 잘 찾아오셨습니다. 왜냐하면 이 책을 읽고 나면 당신의 삶은 180도 변해 있을 테니까요. 저는 누구나 원하는 것을 가질 자격이 있다고 생각합니다. 하지만 분명 이렇게 생각하시는 분들도 있으실 겁니다. "원래부터 몸이 좋았던 사람이면서 내 마음을 어떻게 알아."

저도 비만이었던 시절이 있었기에 당신의 고민을 이해하고 공감할 수 있습니다. 그래서 저는 대한민국 아니 전 세계 사람들이 비만이라는 질병에서 벗어나길 진심으로 바라고 있습니다.

저를 찾아오시는 수강생분들을 보면 건강이 안 좋아서 오시는 분들도 있지만, 무엇보다 가족들의 따가운 시선과 말들로 마음에 상처를 입고 자존감은 바닥을 찍으신 분들이 많이 오십니다. 실제로 수강생분 중에 "할

머니가 밥 먹다가 저 꼴 보기 싫다고 숟가락 집어던지고 나가셨어요."라고 이야기하신 분도 계셨습니다. 이런 이야기를 들으면 저는 너무 속상하더라고요.

분명 가장 힘든 것은 본인일 텐데 주변 사람들에게 마음의 상처를 입고 얼마나 가슴이 아팠을지 생각해 보니 저의 마음도 너무 아팠습니다. 이런 수강생분들의 이야기를 듣다 보면 정말 삶을 변화시켜 드리고 싶다는 생각이 정말 많이 들었습니다. 단순히 다이어트를 돕는 것이 아니라 진심으로 그 사람의 인생을 바꿔줘야겠다는 생각이 들었습니다.

잠깐 이분의 결과가 궁금하실 거 같아서 말씀드립니다. 지금은 누구보다 자신감 있는 인생을 살고 계십니다. 프로그램이 종료된 후에는 제게 이런 말씀을 해주셨습니다. "쌤 저 이제 주변의 시선이 두렵지 않아요." 제가 이 일을 하는 가장 큰 이유도 바로 여기에 있습니다. 저를 찾아오시는 모든 분들이 당당하고 행복하게 인생을 살아갈 수 있도록 만드는 것입니다.

그리고 저에게 별명이 하나 있습니다. 바로 '인생 설계사'입니다. 수강생들이 저에게 붙여준 별명입니다. 앞으로도 이 별명에 맞게 제가 도움을 드릴 수 있는 분들에게 최선을 다하려고 합니다. 책을 쓰게 된 이유도 마찬가지입니다. 이 책을 읽고 많은 분들의 삶이 바뀌었으면 하는 마음입니다. 그러니 이 책을 통해 다이어트에 성공하신다면 나중에 저를 만났을 때 실컷 자랑해 주세요.

한 가지 말씀드리고 싶은 게 있습니다. 혹시 다이어트에 실패한 원인을 자기 자신 때문이라고 자책하고 계신가요? 이제부터는 그렇게 생각하지 마세요.

당신은 단지 방법을 몰랐을 뿐입니다. 우리가 덧셈 뺄셈을 하려면 무엇을 먼저 알아야 할까요? 숫자입니다. 마찬가지로 다이어트도 방법만 제대로 알고 나면 요요 없이 한 번의 다이어트로 리즈 시절을 되찾을 수 있습니다.

만약 지금 양약, 다이어트 보조제, 식욕억제제를 섭취하고 있거나 위절제, 지방 흡입을 생각하고 있다면 당장 멈추시길 바랍니다. 정말 그게 최선의 방법이라고 생각하시나요? 지금까지도 그런 방법으로 다이어트를 반복해 오지 않으셨나요?

한 가지 사례를 알려드리겠습니다. 제 주변에 아는 분께서 지방 흡입을 하셨습니다. 그런데 한 달도 되지 않아 원래 몸으로 돌아오게 되었습니다. 왜 이런 일이 발생했을까요? 바로 인간의 항상성 때문입니다, 인간은 무언가 빠르게 빼앗긴 것이 있다면 다시 제자리로 되돌리려고 합니다.

"쉽게 얻은 것은 쉽게 잃는다."라는 말은 다이어트에도 적용됩니다. 절대 쉽게 얻을 수 있는 것은 없습니다. 왜냐하면 일단 우리의 노력이 들어가지 않아서 막 사용하기 때문입니다. 예를 들면 막노동을 열심히 해서 10만 원을 벌었다면 막 사용하실 건가요? 반대로 누군가가 용돈 10만 원을 줬다면 그 돈은 금방 없어질 것입니다.

이 책을 보고 계신 분들은 저와 한 가지 약속을 하셔야 합니다. 다이어트 보조제, 식욕억제제, 양약, 지방 흡입, 위 절제처럼 우리 몸에 해로운 것은 절대로 하지 않는 겁니다. 아까도 말씀드렸지만 결국엔 다시 돌아오고 부작용도 점점 커지게 됩니다. 저는 이런 것들은 마약, 술, 담배와 똑같다고 생각합니다. 결국엔 몸을 해롭게 만들기 때문입니다.

무엇보다 노력이 들어가야 목표를 이루었을 때 성취감이 더 크고 잃고 싶지 않다는 생각이 드실 겁니다. 당신은 무조건 할 수 있는 사람입니다. 제가 당신의 리즈 시절로 데려가 드리겠습니다. 지금부터 저와 함께 당신의 리즈 시절 되찾으러 가봅시다.

CONTENTS

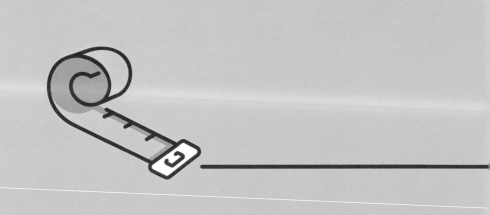

PART 1

다이어트 안 해야
다이어트 성공한다

나도 100kg 돼지였다

저는 초등학교 4학년 때부터 20살까지 야구선수로 활동했습니다. 그러다 부상으로 야구를 그만두고 3개월 동안 집 밖을 나가지 않았습니다. 이제 내게 미래는 없다는 생각이 들었습니다. 그렇게 3개월 동안 먹고 싸고 자고만 하다 보니 인생 최대 몸무게를 찍게 됩니다. 바로 100kg이었습니다.

거울로 제 몸을 보니 '이게 내가 맞나? 이렇게 사는 게 맞는 건가?'라는 생각이 들었습니다. 이대로 살다가는 정말 죽겠구나 싶어서 살을 빼기로 마음먹었습니다. 우선 인터넷과 유튜브에서 다이어트 정보를 찾아봤습니다. 그런데 당시에는 지금처럼 정보가 많이 있지 않았습니다.

그럼에도 찾아본 결과 단백질을 많이 먹어야 한다고 이야기하는 보디빌더를 봤습니다. 그래서 먼저 헬스장을 끊고 운동을 하면서 닭가슴살만 200g씩 3끼를 먹었습니다. 그렇게 일주일을 했는데 어떤 일이 벌어졌는지 아시나요? 새벽에 소변이 마려워 화장실을 가는데 머리가 핑 하고 돌면서 쓰러지게 됩니다.

쓰러졌을 때 저는 이런 생각을 했습니다. '원래 다이어트가 이런 건가 보다.' 정말 아무것도 몰랐기에 이런 무식한 생각을 할 수 있었습니다. 이렇게 한 달을 지속했습니다. 심지어 닭가슴살도 양념이 되어 있는 게 아니라 돈 좀 아껴보겠다고 생닭가슴살을 사서 삶아 먹었습니다.

한 달이 지나니 살이 10kg 정도 빠지기는 했습니다. 하지만 이제 더 이상 할 수 없을 거 같았습니다. 가족들이 무엇을 먹는 모습만 봐도 신경질이 나고, 새벽에 쓰러지는 일들이 계속 발생하고 몸에 힘이 하나도 없었기 때문입니다.

그래서 첫 번째 다이어트를 여기서 그만둡니다. 그러자 놀라운 일이 벌어집니다. 바로 요요가 정말 심하게 와서 한 달 만에 10kg이 다시 쪘습니다.

이걸 다시 어떻게 빼야 할지 고민했지만 도저히 방법이 떠오르지 않았습니다. 그래서 살도 빼고 몸도 만들어 볼 겸 PT를 받기로 결심합니다.

일주일 만에 +10kg
다시 찐 놀라운 이유

당시에 150만 원이라는 돈을 내고 PT를 받기 시작합니다. PT를 처음 시작할 때는 당연히 믿고 따라 하면 당연히 성공할 거라는 생각이 가득했습니다.

PT 시작 첫날, 선생님께서 식단을 짜주셨습니다. "회원님 현미밥 200g, 닭가슴살 200g, 아몬드 8알, 채소는 양껏 드시고 이렇게 3~4끼 정도 드시면 돼요." 이 말을 듣고 '오, 이 정도면 별로 힘들지 않게 할 수 있겠는데.' 라고 생각했습니다.

하지만 제 생각과는 달랐습니다. 밥을 먹고 1시간 지나면 또 배고프고 똑같이 힘이 없고 저녁에도 픽픽 쓰러졌습니다. 그래서 선생님께 왜 이런 현상이 있는 건지 여쭤봤습니다. 당시 선생님은 "다이어트 할 때 원래 그럴 수 있어요."라고 말하셨습니다.

저는 일단 한번 믿어보고 끝까지 해 보자는 마음으로 계속했습니다. 그렇게 세 달 만에 몸무게를 무려 20kg 정도 감량했습니다. 그런데 힘들고 배고픔이 심해져서 당장 다이어트가 종료되면 폭식할 거 같은 느낌이었습니다.

그러던 어느 날 선생님께서 이왕 살을 뺐는데 바디프로필 찍어보는 거 어떠냐며 권유를 하셨습니다. 저도 살을 뺀 김에 한번 사진으로 남겨봐야겠다는 생각이 들어서 찍기로 했습니다.

바디프로필을 찍는 날이 되었습니다. 3일 전부터 수분 조절을 해야 한다고 해서 물도 안 마시고 있는 상태였습니다. 사진을 찍는 당일에는 정말 말이 안 나올 정도로 몸이 힘들었습니다. 무사히 촬영을 마치고 저는 단 한 가지 생각밖에 안 들었습니다. 빨리 맛있는 거 먹어야겠다. 그래서 바로 도넛을 미친 듯이 먹고 햄버거 가게로 가서 햄버거도 먹으며 쉬지 않고 먹부림을 했습니다.

거짓 하나 없이 정말 입이 쉴 틈이 없었습니다. 분명 배는 엄청나게 부른데 뇌에서는 계속 먹으라고 신호를 보내고 있었습니다. 배가 찢어질 거 같아도 저의 입은 멈추지 않았습니다.

그렇게 일주일을 먹고 나자 저의 몸무게가 어떻게 됐는지 아시나요? 아마 믿기 어려우실 겁니다. 일주일 만에 약 10kg 정도가 쪄버렸습니다. 물론 원래 몸무게로 돌아온 것은 아니지만 지금까지 해온 노력이 일주일 만에 사라진 것입니다.

그리고 미친 듯이 먹다 보니 속이 꽉 막히는 것 같아 병원을 가게 됩니다. 처음에는 그냥 소화불량이겠거니 했습니다. 그런데 이게 무슨 일인가요? 역류성 식도염과 만성 위염이라는 진단을 받게 됩니다.

이런 진단을 받았음에도 저는 계속 먹고 있었습니다. 옆에서 지켜보는 사람은 음식에 미쳤다고 생각했을 겁니다. 저의 입은 딱 한 달이 되고서야 멈췄습니다. 그 한 달 동안은 운동도 안 하고 먹기만 했습니다. 저의 몸은 어떻게 됐을까요? 바디프로필 때의 몸은 전혀 없어지고 처음 몸과 거의 비슷해졌습니다.

그래서 다시 다이어트를 시작합니다. 역시나 닭고야(닭가슴살, 고구마, 야채) 식단으로 말이죠. 왜냐하면 저는 그게 최고의 식단이라고 생각했기 때문입니다. 바디프로필을 찍을 정도로 살이 빠진 식단이었기 때문에 다른 방법을 찾아볼 생각을 안 했습니다. 그리고 무엇보다 주변에서 다들 그렇게 다이어트를 하고 있었기 때문입니다.

바디프로필을 찍고 나서 저는 트레이너를 해 봐야겠다는 생각이 들었습니다. 그래서 열심히 아르바이트를 하면서 1년간 트레이너를 준비했습니다. 트레이너를 하면서도 배운 다이어트 방법이 다르지 않았습니다. 어디를 가든 닭가슴살, 고구마, 현미밥이 최고였습니다. 그렇게 하지 않는 식단은 식단으로 쳐주지도 않았습니다.

저도 처음 트레이너를 할 때는 회원님들에게 닭고야 식단을 알려줬습니다. 왜냐하면 배운 것이 그것밖에는 없기 때문입니다.

그런데 의문점이 하나 들었습니다. 트레이너인 나도 이렇게 힘든 식단인데 운동을 안 해본 일반인이 닭고야 같은 식단과 운동을 병행하면 끝까지 다이어트를 할 수 있을까 하는 생각이었습니다.

실제로도 운동이 힘들어서 끝까지 못 하시는 분들보다 식단이 힘들어서 운동까지 그만두시는 분들이 더 많았습니다. 다이어트에 성공했다고 해도 저와 같은 루트를 밟는 회원들도 많았습니다.

그래서 저는 어떻게 하면 우리 회원님들이 평생 요요 없이 다이어트에 성공해서 꾸준하게 운동할 수 있을까를 고민하기 시작했습니다. 그때부터 다이어트에 관련된 책들을 사서 읽어보기 시작합니다. 그리고 하나씩 저에게 적용해 봤습니다. 그러던 중 저는 유레카를 외쳤습니다. 닭고야 식단이 아니더라도 효과를 볼 수 있는 다이어트 방법을 알아냈기 때문입니다. 무엇보다 쉽게 다이어트에 성공할 수 있고 꾸준하게 운동도 할 수 있는 방법이었습니다.

당신도 그 방법이 궁금하신가요? 그럼 이 책을 끝까지 읽으시면 됩니다.

다이어트는 건강을 잃는 것이다?

사람들이 다이어트를 하는 이유는 여러 가지일 겁니다. 외적인 것을 가꾸고 싶어서, 건강을 챙기고 싶어서 등입니다. 대부분 건강을 잃으면서 다이어트를 하고 싶은 사람은 없을 것입니다. 그런데 다이어트를 하다가 오히려 건강이 안 좋아지는 경우가 많습니다. 아마 당신도 경험했을 수 있습니다. 다이어트에 실패하는 게 건강이 좋아지지 않았다는 증거이기 때문입니다.

업종 특성상 저는 다이어트 때문에 고민이신 분들의 이야기를 많이 들어왔습니다. 그분들 대부분이 다이어트를 할 때 굶거나, 저칼로리 다이어트를 하거나, 간헐적 폭식을 하거나, 원푸드 다이어트 등의 방법을 많이 이용합니다.

그럼 저는 항상 여쭤봅니다. "그 방법이 혹시 건강하다고 생각하셨나요?"라고 말이죠. 그런데 대부분이 이미 그런 방법들이 건강에 좋지 않다는 것을 알고 있습니다. 하지만 빠르게 살을 빼고 싶은 마음에 이런 방법을 선택하게 된 거라고 합니다.

제가 한 가지만 당신에게 여쭤보겠습니다. 다이어트에 성공해 평생 건강한 몸으로 살아가실 건가요? 아니면 건강하지 못한 다이어트로 성공해서 평생 병원을 다니는 몸으로 살아가실 건가요?

아마 첫 번째를 선택하셨을 겁니다. 왜냐하면 건강하지 못한 상태로 살고 싶은 사람은 아무도 없기 때문입니다. 제가 말씀드리고 싶은 건 지금 당장 빠르게 효과를 보고 싶다고 내 몸을 망가뜨리지 말자는 겁니다. 내 몸이 망가지면 망가질수록 다이어트는 점점 더 힘들어지고 나중에 결국 몸은 병들고 말게 됩니다.

저는 사람들이 이렇게 건강에 좋지 않은 다이어트를 하는 이유는 미디어에 있다고 생각합니다. 연예인이나 유튜버들이 다이어트 하는 방법을 따라 하기 때문입니다. 일단 사람은 얼굴 생김새가 다르듯이 성별, 환경, 직업, 생활 방식이 모두 다릅니다. 그런데 과연 누군가의 다이어트 방법을 그대로 따라 하는 것이 올바른 방법일까요?

물론 따라 해서 다이어트에 성공할 수는 있습니다. 하지만 그 비율이 얼마나 될까요? 얼마 되지 않을 겁니다. 그래서 저는 자신에게 맞는 건강한 다이어트를 찾아야 한다고 생각합니다.

일단 저는 항상 다이어트를 한다고 하는 사람들에게 이런 말을 많이 합니다. "다이어트 안 해야 다이어트 성공한다." 제가 왜 이렇게 이야기하는 것일까요? 왜냐하면 저는 다이어트가 단순히 살을 빼는 것이 아니라 건강한 몸을 되찾아 주는 과정이라고 생각하기 때문입니다. 건강한 몸이 되면 우리 몸은 알아서 살이 빠지게 될 것입니다.

다이어트는
○○의 문제가 아니다

대부분 주변에서 다이어트 할 때 중간에 피자, 치킨 이런 거 먹으면 "진짜 의지력 약하다."라는 이야기 많이 들어보셨을 겁니다. 그런데 과연 단순히 의지 때문일까요? 정말 의지가 약해서 치킨, 피자를 먹었을까요? 아마 절대 아닐 겁니다. 왜냐하면 다이어트에 간절한 사람은 타인이 아니라 자기 자신이기 때문입니다.

저는 일단 다이어트 자체에 도전한다는 것에 칭찬을 드리고 싶습니다. 왜냐하면 정말 쉬운 도전이 아니라는 것은 누구나 아실 겁니다. 그럼에도 도전을 했다는 것은 앞으로 나아가기 위해서 두려움을 떨쳐냈다는 것이기 때문입니다. 그렇다는 이야기는 이미 의지가 넘친다는 겁니다.

단지 주변 사람들이 "너는 의지가 약해."라는 이야기를 하니까 '내가 정말 의지가 약한 걸까?'라는 생각이 들어서 가스라이팅에 당해버린 겁니다. 이런 가스라이팅에 당하다 보니 진짜로 내가 의지가 약한 사람처럼 느껴지고 자존감은 떨어져서 다이어트에 점점 포기하게 되는 것입니다.

주변에서 하는 말 한마디가 별거 아닐 수도 있다고 생각하지만, 사실 엄청난 영향을 줍니다. 그래서 저는 옆에서 누가 이끌어 주느냐도 중요하다고 생각합니다. 그럼 옆에서 이끌어 주는 사람이 없다면 어떻게 할까요? 걱정하지 마세요. 당신은 제가 옆에서 이끌어 드릴 겁니다.

그럼 의지 문제가 아니라면 과연 무엇 때문에 우리가 다이어트를 포기하게 되고 폭식, 과식을 하는 것일까요? 정답은 바로 '호르몬' 때문입니다.

'갑자기 호르몬? 호르몬이랑 다이어트랑 무슨 상관이야?'라고 생각하실 수 있습니다. 하지만 호르몬이 다이어트에 가장 큰 역할을 합니다. 왜냐하면 우리 몸의 전반적인 기능들이 호르몬에 의해서 움직이기 때문입니다.

호르몬이 제대로 작동되지 않고 고장이 나버린다면 우리 몸은 off 상태가 되어서 제 기능을 할 수가 없습니다. 그래서 건강하지 못한 다이어트를 하게 되면 대사와 호르몬이 망가져 요요가 오고 과식과 폭식을 막을 수 없는 상태가 되어버리는 겁니다.

2장에서는 지금까지 당신의 살이 왜 안 빠졌는지 알려드리려고 합니다. 다음 장을 보면서 내가 어떤 것을 잘못해서 안 빠지고 있었는지 잘 확인해 보시길 바랍니다.

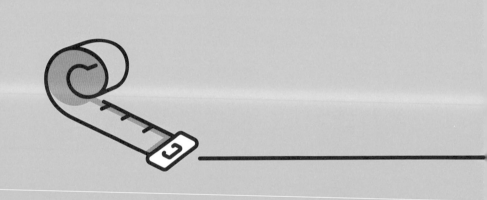

PART 2

당신만 모르는
다이어트 실패하는 이유

적게 먹어도
살 안 빠지는 이유

대부분의 사람들이 적게 먹으면 살이 빠지는 줄 알고 저칼로리 다이어트를 하는 경우가 많이 있습니다. 물론 저칼로리 다이어트를 해도 처음에는 살이 잘 빠집니다. 하지만 어느 정도 기간이 지나면 정체기가 옵니다.

만약 닭고야 같은 저칼로리 다이어트가 과학적으로 옳다면 모두가 다이어트에 성공했어야 합니다. 하지만 저칼로리 다이어트를 한 사람들 10명 중 2명이 성공할까 말까입니다. 그런데도 왜 우리는 아직도 저칼로리 다이어트를 하는 것일까요?

대부분의 트레이너들은 아직도 닭고야를 많이 권하고 있습니다. 왜냐하면 아직도 그들은 그렇게 먹고 있기 때문입니다. 중요한 것은 거기서 과연 몇 명이나 성공할까요? 대부분 성공하시는 분들은 바프 준비하시는 분들밖에 없습니다. 하지만 그분들도 결국에는 1년 사이에 다시 요요로 원래 몸무게만큼 돌아오거나 더 증량이 됩니다.

저는 요요가 와서 살이 다시 쩐 것은 다이어트에 성공한 것이라고 생각하지 않습니다. 왜냐하면 다시 다이어트를 하면 살이 더 잘 안 빠질 것이기 때문입니다. 다이어트를 반복하다 보면 대사 체계는 점점 더 망가지게 됩니다. 그래서 다이어트를 많이 반복하신 분들이 살을 빼기가 더 어려워지게 됩니다.

저칼로리 다이어트가 부정적인 영향을 끼치는 이유는 우리 몸은 생존이 우선이기 때문입니다. 그래서 갑자기 먹는 칼로리의 양을 줄이면 우리 몸은 기아 상태에 빠지게 됩니다. 기아 상태란 쉽게 설명하자면 우리 몸이 절전 상태가 되는 겁니다.

우리 몸이 기아 상태가 되어버리면 대사가 낮아지기 때문에 적게 먹어도 살이 안 빠지게 되는 겁니다. 왜 이런 현상이 발생하냐면 '이 녀석 봐라, 안 먹네. 그럼 최대한 아껴 써야겠다.'라고 몸이 판단하기 때문입니다. 우리 몸은 어떻게든 어떤 상황에서든 생존을 최우선으로 하게 만들어져 있습니다.

그래서 대사가 낮아지면 결국 더 적게 먹어야 살이 빠지게 되고, 더 적게 먹으면 우리 몸은 더 대사를 낮추게 됩니다. 만약 이렇게 해서 살을 뺄 거라면 초인적인 의지로 성공한 것입니다.

우리나라의 문제점은 보디빌더의 식단을 따라 한다는 것입니다. 과연 보디빌더들은 건강한 몸 상태일까요? 절대 아닙니다. 대회 한 번 나갔다 오면 다시 20~30kg 찌는 경우까지도 봤습니다.

문제는 이뿐만이 아닙니다. 저칼로리 다이어트를 하게 되면 영양소를 제대로 섭취하지 않아서 면역력이 떨어지고 호르몬 불균형을 초래합니다. 그럼 결국 우리 몸은 점점 병들 수밖에 없습니다.

보디빌더는 멋진 몸을 만들어서 대회에 나가서 수상을 해야 하는 게 직업이기 때문에 이런 식단을 하는 겁니다. 하지만 일반인들은 보디빌더 선수가 되는 것이 아니라 건강하게 평생 요요 없이 다이어트 하는 것이 목적입니다. 그렇기에 저칼로리 다이어트를 하는 것은 맞지 않습니다.

저도 원래 이런 방식으로 다이어트를 해왔었지만 지금 생각해 보면 정말 웃깁니다. 누가 이기나 내 몸과 싸움을 하는 거 같았습니다. 우리는 자신의 몸과 싸우는 것이 아니라 한편이 되어야 된다고 생각합니다. 내 몸을 잘 관찰하고 보호해 주고 지켜주는 것이 우리가 다이어트에 성공하는 지름길입니다.

다이어트 실패로 가는 지름길

닭가슴살은 최고의 다이어트 식품이 되었습니다. 다이어트를 한다고 하면 누구나 닭가슴살을 냉동실에 넣는 것부터 시작합니다. 저는 이것부터가 이미 다이어트의 실패로 가는 지름길이라고 생각합니다. 일단 맛없는 닭가슴살을 과연 얼마나 먹을 수 있을까요? 과연 다이어트를 지속할 수 있을까요?

저는 불가능합니다. 그리고 평생 이것만 먹고 살 자신이 없습니다. 아마 당신도 마찬가지일 겁니다. 일단 닭가슴살은 지속 가능성이 없습니다. 그래서 저는 저희 수강생들에게 닭가슴살은 절대 먹지 말라고 말합니다. 일단 닭가슴살은 맛없기도 하고 좋은 식품은 아닙니다. 지방도 없고 단백질만 가득하기 때문에 추천하지 않습니다.

사람들이 닭가슴살을 먹는 데는 이유가 있습니다. 바로 지방을 먹으면 안 된다는 인식 때문입니다. 이렇게 말씀하시는 분들이 많더라고요. "지방 먹으면 체지방 되는 거 아닌가요?"

하나 말씀드리자면 우리를 살찌우는 것은 지방이 아닙니다. 물론 이름이 지방이어서 체지방이 될 수 있겠다고 생각하실 수 있습니다. 물론 저도 그렇게 생각했습니다. 하지만 실질적으로 우리를 살찌우는 것은 바로 탄수화물입니다.

왜 탄수화물이 우리를 살찌우는지를 알려면 인슐린을 알아야 합니다. 이건 기초적인 생리학만 알아도 충분히 이해할 수 있습니다. 먼저 간단하게 설명해 드리겠습니다. 우리가 열량이 있는 음식을 먹게 되면 혈당이 올라가게 됩니다. 혈당이 올라가게 되면 혈당 항상성을 위해서 췌장에서 인슐린이 분비됩니다.

여기서 중요한 점은 인슐린을 누가 자극하느냐입니다. 인슐린을 가장 많이 자극하는 것은 첫 번째가 탄수화물, 두 번째가 단백질, 세 번째가 지방입니다. 그러면 왜 인슐린을 자극하면 좋지 않을까요?

우리기 고인슐린 상태라면 우리 몸에 있는 지방세포의 문이 잠기게 되어서 지방이 에너지원으로 사용되지 못합니다. 그래서 탄수화물을 먹게 되면 고인슐린 상태가 되기 때문에 지방이 에너지원으로 사용되지 못하고 살이 안 빠지게 되는 겁니다.

여기까지 알아봤을 때 지방을 먹으면 체지방이 될까요? 물론 고탄수화물 고지방을 함께 먹을 때는 당연히 지방도 체지방으로 전환이 됩니다. 하지만 저탄수화물 고지방을 할 경우에는 인슐린이 낮게 유지되기 때문에 지방세포의 문이 열려서 체지방이 에너지원으로 사용됩니다.

자, 여기까지 이해가 됐다면 이제 지방이 살을 찌우는 게 아니라 탄수화물이 우리를 살찌우는 것을 알게 되셨을 겁니다. 그럼 우리는 굳이 맛없는 닭가슴살을 먹어야 할 필요가 있을까요?

그리고 보디빌더들이 닭가슴살을 먹는 이유는 따로 있습니다. 닭가슴살을 먹으면 근육이 더 잘 생기고 살이 더 잘 빠져서가 아닙니다. 옛날 우리나라 1세대 보디빌더들은 돈이 없었습니다. 그래서 단백질 중에 가장 싼 닭가슴살을 선택했던 것입니다. 그리고 당시에는 이런 지식이 있는 사람이 없었습니다. 그래서 그 전통이 지금까지 내려온 게 아닌가 싶습니다.

제가 말씀드리고 싶은 것은 제발 다이어트 시작하면서 닭가슴살부터 사서 냉동고에 채워 넣는 것을 그만하자는 겁니다. 오늘부터는 닭가슴살부터 사지 말고 먼저 냉장고에 있는 안 좋은 음식들을 쓰레기통에 버리는 것부터 시작해보세요.

"회원님 운동
더 해야 살 빠져요"

사람들은 운동을 많이 하면 살이 빠질 거라고 생각합니다. 물론 그렇게 생각하는 트레이너들도 있습니다. 하지만 살 빼는 데 운동이 차지하는 비율은 3~5% 정도밖에 안 됩니다. 오히려 본인한테 맞지 않는 운동 강도를 선택해 고강도 운동이 되어버리면 식욕이 폭발해 다이어트에 실패하는 경우도 있습니다.

운동으로 살을 빼려면 정말 박태환 선수처럼 하루 종일 수영만 하거나 태릉선수촌에 가야지 빠질 수 있습니다. 그 정도의 운동 강도가 아닌 이상은 운동만으로 살 빼기는 정말 어렵습니다.

아마 실내 수영장 한 번씩은 다 가보셨을 겁니다. 거기 계신 아주머니들을 보면 수영을 정말 기가 막히게 하십니다. 그런데 혹시 거기서 마른

아주머니를 보신 적 있으실까요? 저는 본 적이 없습니다. 그리고 줌바 하시는 분들도 마찬가지입니다. 활동량이 많아지니 먹는 양도 늘어난 겁니다. 이처럼 살을 빼려고 운동을 더 많이 하고 강도 있게 하면 오히려 다이어트에 악영향을 끼칠 수도 있습니다.

운동 자체가 스트레스인 분들도 있습니다. 그런 분들은 아마 운동을 하는 내내 짜증만 나실 겁니다. 차라리 그런 분들은 운동을 하기보단 처음에는 산책을 하는 것이 좋습니다. 과도한 스트레스를 받으면 살이 빠지지 않습니다. 왜냐하면 인슐린 저항성이 생겨서 지방 분해가 억제되기 때문입니다. 그래서 지속해서 스트레스를 받으면서 운동을 하는 것보다는 스트레스를 받지 않는 선에서 할 수 있는 운동을 찾아서 하는 것이 현명한 방법입니다.

격렬한 운동을 하게 되면 우리 몸에 활성산소가 과다 분비되면서 세포를 손상시킵니다. 활성산소란 우리 몸에서 나오는 배기가스입니다. 우리 몸의 미토콘드리아라는 에너지 공장에서 에너지를 만듭니다. 에너지를 만들 때 산소가 필요합니다. 자동차에서 에너지를 연료를 사용하면 배기가스를 내보내듯이 우리 몸도 마찬가지입니다. 에너지를 만드는 과정에서 배기가스로 내보내는 것이 바로 활성산소입니다.

알다시피 우리 몸은 전신이 세포로 이루어져 있습니다. 그래서 세포가 손상을 입으면 대사에 문제가 생깁니다. 그리고 염증도 유발하는데, 염증이 과다하게 생기면 인슐린 저항성이 생겨서 살이 오히려 빠지지 않게 됩니다. 활성산소 자체가 나쁜 것은 아닙니다. 우리 몸에 필요하긴 하지만 과하면 문제가 된다는 겁니다. 그래서 격렬하게 운동을 하는 것보다는 나에게 맞는 적당한 운동을 찾아서 하는 것이 좋습니다.

그러나 운동이 살 빼는 데 관련 없다고 운동을 하지 않으면 안 됩니다. 운동은 현시대를 살아가는 우리에게는 필수입니다. 일단 우리는 옛날과 다르게 활동량이 많지 않습니다. 그리고 앉아 있는 시간이 너무나도 많습니다. 그래서 관절 질환들도 예전에 비해 많이 늘어났습니다.

운동은 심장과 폐의 기능을 좋게 만들어 주고 근육과 뼈를 튼튼하게 만들어 줍니다. 몸속의 독소를 배출시켜 주고 신체의 성장을 도와주는 성장 호르몬이 더 잘 분비되도록 도와줍니다. 그리고 무엇보다 살이 안 빠지게 막는 인슐린 저항성을 개선하는 효과가 있습니다. 인슐린 저항성이란 인슐린이 제 기능을 못하는 상태를 말합니다. 쉽게 설명하자면 혈당 항상성을 조절하지 못해 혈당들이 전부 체지방으로 변하게 되는 겁니다. 먹는 족족 살이 찔 수밖에 없는 몸이 되는 겁니다.

마지막으로 유산소 운동은 미토콘드리아의 개체 수를 늘려줍니다. 미토콘드리아란 우리 몸에 있는 에너지 공장입니다. 예를 들면 휴대폰 공장이 여러 개 있어야 휴대폰을 많이 만들 수 있듯이 미토콘드리아도 여러 개 있으면 에너지를 더 빨리 많이 만들 수 있습니다. 쉽게 설명하면 에너지가 더 많이 빠르게 사용되어 살이 더 잘 빠지게 된다는 이야기입니다.

이처럼 운동은 우리에게 아주 많은 이점을 줍니다. 그래서 운동은 우리 몸에 꼭 필요합니다. 그러나 아무리 좋은 것이라도 과하면 독이 됩니다. 항상 적당한 것이 우리 몸을 건강하게 만듭니다. 따라서 나에게 맞는 운동 강도로 적절하게 해주는 것이 가장 중요합니다.

운동을 하면 스트레스도 완화하고 자존감도 향상시킬 수 있습니다. 실제로 수강생 중에 운동하고 나서 우울증을 완치하신 분이 있습니다. 원래는 우울증 약을 먹지 않으면 안 좋은 생각이 든다고 했는데, 저와 함께 운동을 하면서 우울증 약을 끊게 되었고 지금은 정상적인 생활을 하면서 살아가고 계십니다. 정신과 의사들도 대부분 우울증 치료에 운동을 하라고 권유합니다.

운동은 우리의 삶에 정말 많은 긍정적인 작용을 일으키니 나에게 맞는 운동을 찾아서 꾸준히 하는 습관을 만들어 보세요.

지금까지 읽으면서 본인이 겪은 어려움과 비슷하다고 느끼는 것이 몇 가지라고 생각하시나요? 1개라도 해당이 되신다면 정말 잘 찾아오셨습니다. 그리고 정말 축하드립니다. 이제부터는 이런 실패를 겪을 일이 없으실 겁니다. 다음 장에서는 살이 찌고 빠지는 원인에 대해서 알려드리려고 합니다. 다음 장을 보고 나신다면 다이어트를 어떻게 해야 할지 조금은 감이 오실 겁니다.

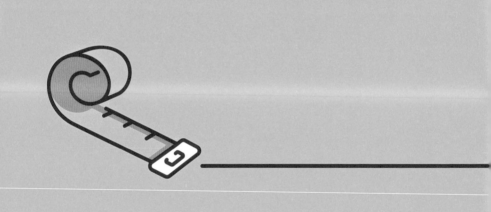

PART 3

이것만 알면
다이어트 ×쉽다

왜 살이 찌고 빠질까?

지금까지 다이어트를 하면서 살이 왜 찌고 빠지는지 생각해 보신 적 있으신가요? 아마 대부분 생각해 본 적 없으셨을 겁니다. 대부분은 살을 어떻게 빼야 하는지에 대해서만 생각해 보셨을 겁니다. 살이 찌고 빠지는 것에 대해 생각해 봤다고 해도 아마 칼로리만 신경 썼을 겁니다. 많이 먹고 적게 움직이면 살찌고, 적게 먹고 많이 움직이면 살이 빠지는 원리로만 이해하셨을 겁니다.

그럼 지금까지의 칼로리 다이어트는 머릿속에서 잊어주시기 바랍니다. 지금부터는 새로운 관점으로 몸과 다이어트에 대해 바라볼 준비를 하세요. 그럼 지금부터 살이 찌고 빠지는 원인을 알아보겠습니다.

인간은 적정한 체중을 유지하려고 노력합니다. 왜냐하면 적정 체중일 때 좋은 컨디션을 유지할 수 있기 때문입니다. 그럼 우리 몸은 이렇게 유지하려고 노력하는데 왜 살이 찌는 것 일까요?

이것을 이해하려면 호르몬 이야기를 먼저 해야 합니다. 저는 호르몬에 대해 얼마나 아느냐 모르느냐에서 다이어트의 성공 여부가 갈린다고 생각합니다.

약간 무거운 주제가 될 수도 있지만 걱정하지 마세요. 제가 쉽게 설명해 드리겠습니다. 저는 이 책을 쓰면서 최대한 쉽게 쓰려고 노력하고 있습니다. 왜냐하면 이 책을 보시는 분들은 전문가가 아닌 다이어트가 절실한 일반인이실 테니까요. 좋은 책은 누구나 쉽게 읽을 수 있는 책이라고 생각합니다.

호르몬만 제대로 알고 나면 살이 왜 찌고 빠지는지는 확실하게 이해할 수 있을 겁니다. 가장 중요한 내용이니 집중해서 봐주시길 바랍니다.

이 4가지 호르몬 모르면 살 안 빠집니다

다이어트를 할 때 지금까지 칼로리만 신경을 쓰셨다면 오늘부터는 칼로리는 그만 생각하고 지금 알려드릴 호르몬 4가지를 신경 써보시면 좋겠습니다. 물론 4가지 호르몬 말고 다른 호르몬들도 관여를 하지만 이 4가지만 알아도 똑똑하고 보다 쉽게 다이어트에 접근할 수 있습니다.

우리가 지금부터 알아볼 호르몬 4가지는 인슐린, 렙틴, 그렐린, 코르티솔입니다.

1) 인슐린

아까 잠깐 언급했던 인슐린은 무엇을 하는 호르몬일까요? 바로 췌장에서 분비되어 혈당 향상성을 조절하는 호르몬입니다. 혈당 향상성이란 혈당을 원래 상태로 돌리는 겁니다.

예를 들어 우리가 식사를 하면 혈당이 올라갑니다. 그럼 혈당을 낮추기 위해서 췌장에서 인슐린이 분비됩니다. 그리고 혈액 속에 들어있는 포도당을 세포가 흡수해서 "에너지원으로 사용해 줘."라고 신호를 보냅니다. 근육과 지방은 "우리한테 저장해서 혈당을 낮춰."라고 명령을 내립니다.

반대로 혈당이 낮으면 근육과 지방이 영양소를 분해해 혈액 속으로 배출을 시킵니다. 즉 혈당이 낮으면 인슐린 분비가 줄어들고 지방을 에너지로 사용할 수 있게 됩니다. 이것을 우리는 지방 분해 모드라고 부릅니다.

그런데 여기서 중요한 점이 있습니다. 인슐린이 에너지원을 근육과 간 글리코겐에 저장을 시킵니다. 그런데 만약에 남은 에너지원이 있다면 그것들은 어떻게 될까요? 바로 체지방이 됩니다. 우리는 이것을 지방 신생 합성이라고 부릅니다.

그리고 혈당이 계속 높은 고혈당 상태를 유지한다면 인슐린도 마찬가지로 고인슐린 상태를 유지합니다. 고인슐린 상태가 지속되면 대사에 어떤 영향을 미칠까요?

바로 근육세포가 아니라 지방세포로 저장이 됩니다. 근육세포로 저장이 되려면 인슐린이 낮게 유지되어야 합니다. 즉 에너지가 지방으로 저장이 되지 않으려면 인슐린이 낮게 유지되어야 한다는 겁니다.

그리고 고인슐린 상태가 되면 체지방 분해가 억제됩니다. 살을 빼야하는데 체지방 분해를 억제하다니 충격적입니다.

왜 이런 일이 생길까요? 체지방을 분해할 때 복잡한 과정이 일어나게 됩니다. 그러나 인슐린 농도가 높아지면 그 과정들에 문제가 생기기 때문에 체지방 분해가 억제되는 겁니다. 결국 체지방이 분해되려면 인슐린이 낮게 유지되어야 합니다.

살이 찌고 빠지는 것은 인슐린이 높냐 낮냐로 판단이 됩니다.

지금까지 인슐린에 대해 알아보면서 어떤 생각이 드셨나요? 이런 생각이 들지 않으셨나요? '고혈당 고인슐린 상태가 되면 체지방이 빠지지 않는구나.'

인슐린의 별명이 살찌우는 호르몬이기도 합니다. 왜냐하면 실제로 에너지원을 몸에 저장하려고 하지 배출시키려고 하는 호르몬은 아니기 때문입니다. 그렇다고 인슐린이 나쁜 호르몬은 아닙니다. 종종 이렇게 이야기하면 "인슐린은 안 좋은 거 아닌가요?"라고 하시는 분들이 있습니다. 하지만 인슐린은 우리 몸에 꼭 필요한 호르몬입니다.

인슐린이 우리 몸에서 분비되지 않는다면 일단 혈당을 처리하지 못하게 됩니다. 그럼 혈당은 혈관에 계속 쌓이게 됩니다. 결국 혈관이 망가지면서 여러 가지 질환들이 생기게 됩니다. 그게 바로 1형 당뇨입니다.

그래서 우리는 인슐린을 안 좋게 볼 것이 아니라 어떻게 하면 인슐린을 건강하게 유지할까에 초점을 맞춰야 합니다. 인슐린이 과해서 안 좋은 것이지 인슐린 자체는 우리에게 정말 필요합니다.

그렇다면 다이어트를 할 때 이런 이론을 어떻게 적용해야 하는 걸까요?

바로 혈당을 높이지 않고 인슐린을 자극하지 않아야 지방을 에너지원으로 사용할 수 있습니다. 그러므로 우리는 인슐린을 자극하는 것들을 제한해서 인슐린 분비를 줄임으로써 지방을 분해할 수 있게 만들어줘야 합니다. 그래야 우리가 살이 빠지는 체질이 될 수 있게 됩니다. 이런 이유로 칼로리만 따져서 다이어트를 하는 것이 맞지 않는 것입니다.

2) 렙틴

렙틴은 지방세포에서 분비되는 호르몬으로, 포만감을 느끼게 해주고 배고픔을 억제해 줍니다. 한마디로 "그만 먹어."라고 신호를 보내주는 호르몬입니다. 그래서 우리가 음식을 배부르게 먹고 '이제 그만 먹어야겠다.'라고 생각하는 것은 렙틴이 분비되어서 그런 겁니다. 그래서 렙틴은 살 빠지는 호르몬이라고도 불립니다.

분명 이렇게 이야기하시는 분들도 있을 겁니다. "저는 배부른 게 잘 안 느껴져요. 계속 배고파요…." 이런 경우는 렙틴이 분비되지 않는 걸까요? 아닙니다. 이 경우에는 렙틴이 너무 과도하게 분비되어서 렙틴 저항성이 생겼기 때문입니다.

그런데 렙틴 저항성은 왜 생기는 걸까요? 렙틴 저항성은 인슐린 저항성이 생기면 자연스럽게 같이 생기게 됩니다. 그럼 많이 먹어도 배가 안 부르고 배고픔을 느끼게 되어 계속 먹게 되는 겁니다.

비만한 사람은 이미 인슐린 저항성이 강하기 때문에 렙틴 저항성도 생겨서 다른 사람보다 더 많이 먹게 되고 더 배고픈 것입니다.

3) 그렐린

그렐린은 위에서 분비되는 것으로 "밥 먹어!"라고 소리치는 호르몬입니다. 한 번씩 그렐린이 분비되는 것을 느끼셨을 겁니다. 바로 배고픔을 느끼고 꼬르륵 소리가 날 때 그렐린이 분비되는 것입니다.

저칼로리 식단을 하게 되면 그렐린의 농도가 올라가서 식욕을 증가시킵니다. 그래서 바디프로필을 찍거나 대회에 나가는 선수들이 끝나면 요요현상이 크게 오는 것입니다. 이런 이유로 저칼로리 다이어트가 좋지 않다고 하는 겁니다.

반대로 만약에 그렐린이 제대로 분비되지 않는다면 어떻게 될까요? 배고픔을 느끼지 못해 식사를 안 하게 될 겁니다. 그럼 영양실조가 오게 됩니다.

4) 코르티솔

마지막 4번째 호르몬은 코르티솔입니다. 코르티솔은 부신에서 분비되는 스트레스를 조절하는 호르몬입니다.

'다이어트를 하는데 갑자기 스트레스가 무슨 상관이야?'라고 생각하실 수 있습니다. 하지만 다이어트와 스트레스는 엄청난 연관성이 있습니다. 일단 간단하게 설명하자면 과도한 스트레스를 받게 되면 우리가 아무리 식단을 열심히 해도 살이 빠지지 않습니다.

그러면 왜 스트레스를 받으면 살이 빠지지 않는 걸까요? 바로 과도한 스트레스가 인슐린 저항성을 만들어 내기 때문입니다.

인슐린 저항성을 만들어내는 과도한 스트레스에는 어떤 게 있을까요? 바로 흡연, 수면, 외부 스트레스입니다. 별거 아닌 것 같지만 정말 큰 영향을 미치는 3가지입니다. 사실 별거 아닌 것들을 우리가 제대로 관리하지 못해서 몸이 건강하지 못한 상태가 되고 살이 찌는 것입니다.

그렇다고 코르티솔이 나쁜 호르몬은 아닙니다. 우리 몸에 정말 필요한 호르몬입니다. 왜냐하면 코르티솔은 신체 활성을 원활하게 할 수 있게 도와줍니다. 즉 우리 몸을 잘 활동할 수 있게 만들어 줍니다. 그리고 체지방을 분해해 주는 기능도 있습니다.

다이어트에 문제가 되는 것은 바로 코르티솔 자체가 아니라 만성 코르티솔입니다. 그래서 우리는 코르티솔이 적절하게 분비되게 만들어줘야 합니다.

지금까지 4가지 호르몬을 알아보았습니다. 이 중에서 가장 다이어트에 근접한 호르몬은 무엇일까요? 바로 인슐린입니다.

만약 렙틴과 인슐린 농도가 높으면 그렐린의 활성을 억제하게 됩니다. 그럼 결국 배가 고파지고 식욕이 올라가게 됩니다. 한 가지가 망가진다면 와르르 무너지게 됩니다.

이런 호르몬들은 우리가 다이어트를 하는 데 많은 영향을 미칩니다. 그래서 더더욱 신경을 써야 합니다. 만약 이 호르몬들의 균형이 깨져버리면 결국 살이 찌고 건강도 안 좋아집니다.

호르몬 중에서도 인슐린이 중요하다고 했는데, 그럼 인슐린 분비를 자극하는 영양소는 무엇일까요? 바로 탄수화물입니다.

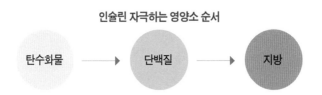

인슐린 자극하는 영양소 순서

탄수화물 → 단백질 → 지방

탄수화물이 나쁘다는 것은 아닙니다. 탄수화물은 우리 몸에 좋은 에너지원으로 사용되기 때문에 반드시 필요합니다. 다만 우리가 지금 먹는 탄수화물의 종류, 양, 빈도에 문제가 있다는 겁니다.

이런 탄수화물을 많이 자주 섭취하게 되면 인슐린이 자주 많이 분비됩니다. 이렇게 되면 인슐린이 제 기능을 하지 못하게 됩니다. 그것을 '인슐린 저항성'이라고 부릅니다. 전과 같은 양의 인슐린이 분비되어도 혈액 속의 포도당을 제대로 처리하지 못하게 됩니다. 그럼 결국 고혈당을 유지하게 되는 것입니다. 고인슐린 상태인 것만 해도 이미 내장, 간에 지방이 잔뜩 쌓여있는데 거기다 렙틴 저항성으로 포만감까지 느끼지 못하게 된다면 어떻게 될까요? 대참사가 일어나고 맙니다.

결국 혈당을 솟구치게 하는 음식을 먹으면 살이 찌고, 혈당을 낮추는 식습관을 가지면 비만을 예방할 수 있는 겁니다. 그래서 우리는 혈당을 안정적으로 유지하면서 인슐린을 자극하지 않아야 다이어트에 성공할 수 있습니다.

여기서 꼭 알아야 할 점이 있습니다. 혈당이 올라가지 않아도 인슐린을 자극하는 음식들이 있습니다. 그래서 우리는 혈당도 중요하지만 결국에는 인슐린에 집중해야 합니다.

당신이 살찌는
체질이 된 이유

만약 인슐린 저항성을 모르고 다이어트를 한다면 무조건 실패할 가능성이 높습니다. 왜냐하면 만약 당신이 비만이라면 인슐린 저항성이 있을 가능성은 99.9%이기 때문입니다.

인슐린 저항성이란 세포가 포도당을 에너지로 사용하는 데 문제가 생긴 것을 말합니다. 인슐린 저항성이 높아졌다는 의미는 인슐린이 제 기능을 하지 못한다는 이야기입니다. 인슐린 저항성이 생기는 이유는 바로 고혈당 고인슐린 상태에 만성적으로 노출되었기 때문입니다.

그럼 세포는 에너지를 제대로 공급받지 못해 뇌에도 에너지가 부족해집니다. 뇌에서는 "에너지가 부족한가 보네." 하고 대사를 낮춥니다. 그래서 식욕이 또 높아지게 되어서 인슐린 저항성이 생기면 살이 찌기 쉬운 상태가 되는 것입니다.

인슐린이 제 기능을 하지 못해 혈당을 조절하지 못하면 결국 고혈당을 유지하게 되고 음식을 먹으면 혈당이 계속 높게 유지될 수밖에 없습니다. 고혈당이 되면 혈액 속에 있는 중성지방이 근육세포와 장기 세포에는 전달될 수 없게 되고 전부 지방세포로 전달됩니다. 그래서 비만한 사람과 정상 체중인 사람이 똑같은 양을 먹어도 비만한 사람이 더 살이 찔 수밖에 없습니다.

우리가 고혈당 고인슐린에 지배되는 이유는 과도한 탄수화물 섭취 때문입니다. 현대인들은 더 다양한 종류의 탄수화물을 더 많이, 심지어 자주 먹습니다. 쉽게 설명하자면 쉬지 않고 하루 종일 탄수화물을 많이 섭취하고 있는 겁니다.

잘 생각해 보면 우리는 아침, 점심, 간식, 저녁 모두 탄수화물이 들어간 것을 주로 먹습니다. 그래서 한국인은 밥심이라는 말까지 있습니다. 물론 농사를 지을 때는 밥심이 필요합니다. 왜냐하면 고강도의 활동을 하기 때문입니다. 하지만 지금의 현대인들은 고강도의 활동은 운동으로밖에 채우지 못합니다. 그나마 운동 능력이 되지 않으면 채우지 못합니다. 그런데도 우리는 옛날보나 탄수화물을 너 많이 자주 섭취하고 있습니다.

그리고 옛날과는 다르게 맛있는 음식들이 세상에 많이 나왔습니다. 하지만 이는 맛있는 독이라고 볼 수 있습니다. 보통 빵, 면, 떡 같은 정제 탄수화물과 설탕이 잔뜩 들어간 탕후루 같은 음식들이 대부분이기 때문입니다.

사실상 밥을 많이 먹어서 인슐린 저항성이 높아진 경우는 많지 않습니다. 이런 정제 탄수화물을 많이 자주 섭취해서 대사가 망가져서 살이 찌게 된 것입니다.

요즘 20대 미만 청소년들의 지방간과 당뇨가 정말 많이 늘어나고 있다고 합니다. 어렸을 때부터 당뇨와 지방간이 심해진 아이들이 과연 성인이 되면 어떻게 될까요? 정말 생각만 해도 끔찍합니다.

당뇨는 단것을 많이 먹어서 생긴 것이라 이해가 되지만 지방간은 왜 걸리는지 이해하지 못하는 분들도 있을 겁니다. 설탕과 과당은 알코올과 비슷한 대사 과정을 거칩니다. 알코올과 설탕, 과당은 혈액으로 가지 않고 곧바로 간으로 이동됩니다.

문제는 근육과 다르게 간은 글리코겐 저장소가 작습니다. 그래서 거기에 저장되고도 남은 것들은 결국 간 주위에 체지방으로 전환이 되어 저장됩니다. 이것이 지방간을 생기게 하는 원리입니다.

결국 탕후루, 사탕 등을 먹는 것은 술을 먹는 것과 다름이 없습니다. 술을 안 먹어도 당에 중독된 간은 이미 지쳐있을지 모릅니다. 그래서 술을 안 먹어도 매일 컨디션이 안 좋게 느껴지는 것입니다. "저는 매일 이런 거 먹어도 컨디션 괜찮은데요?"라고 말하는 사람도 있을 겁니다. 존중합니다. 왜냐하면 안 좋은 컨디션에 적응되어서 정말 컨디션 좋은 상태가 어떤 것인지 잊어버렸을 가능성이 높습니다.

실제로 저희 수강생들 중에도 많이 있었습니다. 평상시에 컨디션이 좋다고 했는데 저와 컨설팅을 시작하고 "대표님 요즘 저세상 컨디션이에요. 다이어트 하고 있는 게 맞나 싶은 정도로 힘들지도 않고 쌩쌩해요."라고 합니다.

인슐린 저항성은 절대 한 번에 오지 않습니다. 술, 담배 한두 번 한다고 간암이나 폐암에 걸리나요? 인슐린 저항성도 마찬가지입니다. 탄수화물 한두 번 많이 먹었다고 인슐린 저항성이 오는 것이 아니라 지금까지 먹었던 것이 누적되어 인슐린 저항성이 되는 것입니다.

그래서 우리는 인슐린 저항성을 없애고 대사 체계를 건강하게 만들어 지방을 에너지로 사용할 수 있는 지방 연소 모드를 만드는 것을 목표로 삼아야 합니다.

이제 다이어트를 할 때 칼로리가 중요한 게 아니라는 것을 아셨을 겁니다. 우리가 신경 써야 할 부분은 칼로리가 아니라 고혈당과 고인슐린 상태입니다. 고혈당과 고인슐린 상태를 정상으로 되돌리는 것이 다이어트의 성공입니다.

저는 사실 다이어트라는 말을 별로 좋아하지 않습니다. 다이어트라기보단 '건강한 몸으로 되돌리는 과정'이라고 정의하고 있습니다. 왜냐하면 우리가 살이 찐 이유는 대사 체계가 망가져 체지방이 과도하게 많이 쌓인 상태이기 때문입니다.

그리고 다이어트라는 단어 자체에 스트레스를 받는 분들도 계실 겁니다. 그래서 저는 항상 수강생들에게 우리는 다이어트를 하는 것이 아니라 건강한 몸을 만드는 과정을 함께하는 거라고 말합니다.

당신도 오늘부터는 다이어트가 아니라 건강한 몸을 만드는 과정이라고 생각해 보세요. 다이어트가 더 쉬워질 것입니다.

칼로리 다이어트의 숨겨진 비밀

　지금까지의 다이어트는 섭취 칼로리와 소비 칼로리에 중점을 맞췄습니다. 물론 열량을 많이 섭취해도 살이 찌는 것은 맞습니다. 하지만 우리 몸은 그렇게 단순하게 만들어지지 않았기 때문에 열량을 적게 먹고 많이 움직인다고 해서 살이 빠지는 것은 아닙니다. 그러나 많은 전문가들은 적게 먹고 많이 움직여야 살이 빠진다고 주장하고 있습니다.

　이런 주장들은 정답이 아닙니다. 왜냐하면 칼로리만 신경을 써서 다이어트를 한다는 것은 바로 우리 몸에서 일어나는 생화학적, 생리학적 문제를 전부 무시한 것이기 때문입니다. 그리고 섭취 칼로리는 계산할 수 있지만 소비 칼로리는 계산이 불가합니다. 우리는 여러 과정을 통해 에너지를 소비하기 때문입니다.

무엇보다 잘못된 오류는 기초대사량을 구할 수 있다는 생각입니다. 일단 대사란 우리 몸에서 일어나는 다양한 화학반응입니다. 즉 소화를 시키고 심장을 뛰게 하는 등 생존에 필요한 반응입니다. 그런데 이게 사람마다 과연 똑같을까요? 똑같을 수가 없습니다. 그래서 기초대사량을 구해서 칼로리를 따져서 먹는 방법은 옳지 않다고 봅니다.

그리고 우리가 활동을 통해서만 에너지를 사용하는 것은 아닙니다. 그럼에도 대부분의 사람들은 하루 종일 움직인 것으로만 따져서 소비된 에너지를 구합니다. 그래서 엉터리라고 말씀드리는 겁니다. 우리가 먹은 섭취 칼로리들도 모두 몸에 적용되는 것이 아닙니다. 왜냐하면 몸 상태에 따라서 배출되는 것들도 있기 때문입니다.

그렇다면 왜 칼로리가 중요하지 않다고 하는 걸까요? 밀폐된 공간에서 음식을 놓고 불에 태운 다음 물 온도가 얼마나 올라가는지 체크한 것이 칼로리입니다. 칼로리를 따지는 것은 우리가 음식을 먹으면 단순히 배 속에서 음식을 태우는 방식으로만 생각하기 때문입니다. 실제로는 그렇지 않습니다. 음식을 먹으면 위와 장을 거치면서 음식의 영양소가 생화학적, 생리학적으로 여러 번 변하면서 몸에 흡수됩니다.

칼로리를 따지는 방식은 이 과정을 모두 생략한 것입니다. 즉, 실제 소화 방식과 식품의 영양학 요소는 하나도 따지지 않은 방식입니다. 그래서 우리는 칼로리를 맹신하면 안 됩니다. 물론 당연히 열량을 많이 먹어도 살이 찝니다. 하지만 다이어트를 할 때 칼로리만 신경 쓰면 안 된다는 이야기입니다.

그리고 칼로리에도 건강한 칼로리와 건강하지 않은 칼로리가 있습니다. 우리가 살이 찌는 이유는 건강하지 않은 칼로리를 많이 먹어서 그렇습니다. 건강한 칼로리를 많이 먹었으면 지금의 상태까지는 오지 않았을 겁니다.

비만은 단순히 많이 먹어서 살이 찐 것이 아닙니다. 우리 몸의 대사 체계가 망가져서 체지방이 과다하게 쌓은 상태입니다. 그럼 우리는 무엇에 집중해야 할까요? 바로 대사 체계와 호르몬에 집중해야 합니다.

그러니 우리는 다이어트를 할 때 영양성분 표에 적혀있는 칼로리만 봐서는 안 됩니다. 대사 체계를 건강하게 만드는 것에 집중해야 합니다. 제가 이것을 계속 강조하는 건 정말 중요한 이야기라는 거겠죠?

대부분 오해하고 있는

○○의 진실

칼로리는 탄수화물, 단백질, 지방 등 영양소별로도 다 다릅니다. 탄수화물과 단백질은 각각 4칼로리, 지방은 9칼로리입니다. 그럼 칼로리만 따졌을 때는 지방이 가장 살이 많이 쪄야 합니다.

하지만 과연 지방이 가장 살이 많이 찔까요? 정답은 지방이 가장 살을 찌우지는 않습니다. 정확한 정답은 건강한 지방은 살을 찌우지 않습니다. 우리를 살찌우는 것은 아까도 말했지만 탄수화물입니다.

왜냐하면 인슐린을 자극하는 강도가 다르기 때문입니다. 탄수화물이 가장 많이 인슐린을 자극하고 그다음이 단백질, 마지막이 지방입니다. 하지만 여기서 더 중요한 점은 지방은 먹어도 미미하게 자극을 시킵니다. 그래서 지방을 많이 먹어서 고혈당 고인슐린 상태가 될 가능성은 없습니다.

보통 사람들이 지방을 먹지 않는 이유는 칼로리가 높기 때문입니다. 그리고 지방이 몸에 좋지 않다는 인식이 있기 때문입니다. 지방에 대해 안 좋은 인식이 생긴 이유는 따로 있습니다. 바로 한 사람의 사기극 때문입니다.

실제로 1953년에 엔셀 키스 박사가 콜레스테롤이 많은 포화지방을 먹으면 심장병에 걸린다는 연구 결과를 발표했습니다. 이는 미국을 뒤바꿔 놓은 연구 결과가 되었습니다. 타임지에도 실릴 정도였으니까요.

이후 미국인의 식습관은 어떻게 바뀌었을까요? 바로 1977년 미국의 '식생활 지침 자문위원회'는 저지방 식단을 건강 식단으로 지정했습니다. 미국이 발표한 저지방 식단은 탄수화물 50% 지방은 10~20%에 불과한 식단이었습니다. 그 결과 1977년 이후 미국의 비만율이 어떻게 되었을까요? 전 국민 40% 이상이 비만인 나라가 되었습니다.

문제는 미국뿐만 아니라 수십 년 동안 전 세계 모든 나라들이 저지방 식단을 건강한 식단으로 믿은 것입니다. 그래서 우리나라도 사람들이 다이어트를 시작하면 저지방 식단을 시작하는 것입니다. 주변을 살펴보면 다이어트를 시작한 후 지방이 많은 육류는 안 먹거나 무지방 혹은 저지방 우유를 찾는 경우가 많이 있을 겁니다. 정말 심하면 삼겹살을 먹을 때 비계를 다 떼고 먹는 분들도 있습니다.

만약 저지방 식단이 정말 건강한 식단이었다면 지금의 우리에게 당뇨, 비만 같은 대사 질환은 없었을 겁니다. 그런데 현대 사회는 어떤가요? 당뇨, 비만으로 고통받는 사람들이 놀랍도록 많습니다. 오히려 비만은 당연하고 당뇨는 나이를 먹으면 자연스럽게 생기는 것처럼 느껴지기도 합니다.

그럼 이 저지방 식단이 잘못되었다는 연구 결과가 안 나왔을까요? 아닙니다. 그 방법이 잘못되었다는 연구 결과도 나왔습니다. 하지만 저지방 식단은 좋은 것이라는 인식이 이미 사람들의 머릿속에 자리 잡았기에 바뀌지 못하고 있는 것입니다.

1980년대에 엔셀 키스의 연구 결과에 미국 학자들은 수상함을 느끼고 연구를 다시 시작했다고 합니다. 알고 보니 엔셀 키스의 연구는 전 세계인들을 속인 사기극이었습니다. 엔셀 키스는 포화지방으로 인한 심혈관계 연구를 7개국에서만 했다고 말했기 때문입니다. 하지만 사실 그 말은 전부 거짓이었습니다. 사실은 22개국에서 연구를 하고 심혈관 질환이 생긴 7개국만 뽑아서 발표한 것입니다.

엔셀 키스는 왜 이런 짓을 했을까요? 바로 자기 주장의 근거를 만들기 위해 실험을 조작한 것입니다. 키스가 이렇게 사기를 친 이유가 있었습니다. 바로 라이벌인 존 유드킨 교수 때문입니다. 존 유드킨 교수는 심혈관 질환의 문제는 당이라고 말했습니다. 그래서 키스는 존 유드킨 교수의 주장을 부정하기 위해서 사기를 친 것입니다.

그런데 이상하지 않나요? 그 당시에도 존 유드킨 교수의 주장이 맞다고 볼 수 있지 않았을까요? 그런데 왜 엔셀 키스의 주장이 맞는 말이 되었을까요?

여기서 정말 놀라운 일이 벌어집니다. 바로 엔셀 키스를 지원하던 설탕 회사들이 자본으로 존 유드킨의 주장을 완전히 묻어버립니다. 그리고 엔셀 키스의 주장을 밀어주었습니다. 설탕 회사들은 왜 엔셀 키스를 도왔을까요? 당이 심혈관 질환의 문제라고 했던 존 유드킨 교수의 주장이 타임지에 올라갔다면 설탕 회사들은 전부 망했을 겁니다.

만약 지방에 대해 아직도 오해가 풀리지 않는다면『지방의 역설』이라는 책을 꼭 한번 읽어보시길 바랍니다. 저는 이 책을 보고 충격을 받았습니다. 무엇도 믿으면 안 되겠다는 생각이 들었습니다. 왜냐하면 기업들은 어떤 수단을 써서라도 자신들의 제품을 팔아야 망하지 않기 때문입니다. 절대 우리의 건강을 생각하지 않습니다.

이 이야기를 듣고 나니 기업에서 하는 광고를 전부 믿으면 안 되겠다는 생각이 들지 않나요? 항상 내 몸에 대해 공부하고 알아두어야 합니다. 절대 아무것도 믿으시면 안 됩니다. 실제로 담배도 건강하다고 했던 시절이 있었기 때문입니다.

지금도 마찬가지입니다. 지금은 건강하다고 말하고 있어도 언제 해롭다는 이야기가 나올지 모릅니다. 결국 누군가의 말을 무작정 믿고 좋다는 것을 먹기보다는 본인이 공부하고 지식을 쌓아 현명하게 판단한 후에 먹는 것이 좋습니다.

본인의 몸을 누군가의 말 한마디에 맡기실 건가요?

이거 안 먹으면
살 절대 안 빠집니다

탄수화물은 인슐린을 분비해서 살이 더 찌게 만듭니다. 그리고 남은 혈당은 체지방으로 저장이 됩니다.

지방은 탄수화물과 반대로 끝까지 에너지원으로 사용이 됩니다. 그래서 체지방으로 저장되기 어렵습니다. 지방에는 당이 없기 때문에 인슐린도 분비하지 않습니다. 결과적으로 살이 찌지 않게 되는 겁니다.

그리고 지방은 세포와 뇌에도 큰 영향을 미칩니다. 우리 몸을 구성하는 세포들은 지방으로 이루어져 있기 때문에 지방을 적게 먹으면 세포가 불안정해질 수 있습니다. 뇌도 마찬가지입니다. 대부분의 사람들이 탄수화물이 부족하면 머리가 잘 안 돌아간다고 생각하지만 반대로 저지방 식단을 오래 하면 머리가 잘 돌아가지 않습니다.

무엇보다 살이 잘 빠지려면 세포가 건강해야 합니다. 우리 몸은 세포로 이루어져 있어서 세포가 망가지면 우리 몸이 망가지는 것이기 때문입니다. 그리고 건강한 세포를 만들기 위해서는 건강한 지방을 잘 섭취해야 합니다.

여성은 남성보다 지방을 더 잘 챙겨 먹어야 합니다. 여성호르몬인 에스트로겐과 프로게스테론이 만들어지려면 콜레스테롤이 필요하기 때문입니다.

여기서 잠깐 짚고 넘어가야 할 것이 있습니다. 바로 콜레스테롤입니다. 대부분의 사람들이 콜레스테롤이 많은 음식을 먹으면 콜레스테롤 수치가 높아진다고 생각합니다. 하지만 그렇지 않습니다.

콜레스테롤의 85% 정도는 간에서 만들어지고 나머지 15% 정도가 음식을 섭취했을 때 만들어집니다. 아무리 우리가 콜레스테롤이 많은 음식을 먹었다고 해도 간에서 만들어 내는 것을 줄여서 비율을 맞추려고 노력합니다. 그래서 콜레스테롤의 양을 음식으로 조절하는 것은 거의 불가능에 가깝다고 보면 됩니다.

콜레스테롤은 무조건 몸에 나쁜 거라는 인식도 있습니다. 하지만 우리 몸에 꼭 필요한 구성요소입니다. 세포막이 만들어지는 데 콜레스테롤이 사용되며, 뇌의 90%도 콜레스테롤로 되어 있습니다. 우리 몸에서 정말 중요한 역할을 하는 성호르몬도 콜레스테롤로 만들어집니다. 성호르몬은 성장 발달에 꼭 필요한 호르몬으로 근육을 만들며 특히 살을 빼는 데 도움을 줍니다.

그런데도 사람들은 콜레스테롤이 많이 들어간 음식은 살이 찌고 건강하지 않다고 생각합니다. 이런 이유로 달걀노른자를 먹지 않는 사람들도 많습니다.

정말 우리를 살찌게 하고 우리 건강을 해치는 것은 콜레스테롤이 아니라 당입니다. 혈당으로 혈관 벽이 허물어지면 이걸 메꾸기 위해서 콜레스테롤이 나오게 됩니다. 여기서 중요한 점은 콜레스테롤이 들어있는 음식을 많이 먹어서 수치가 높아진 것이 아니라 우리 몸의 망가진 부분을 회복하기 위해 콜레스테롤이 많이 만들어지면서 수치가 높아진다는 것입니다. 그래서 우리는 콜레스테롤을 만드는 지방을 먹어줘야 합니다.

비만의 원인은 영양 과다가 아닙니다. 영양 결핍에 의해 일어나는 일입니다. 건강하지 못한 영양소들만 몸에 채우다 보니 벌어진 결과입니다.

더군다나 앞서 이야기했듯이 여성의 경우엔 올바르게 지방을 섭취하지 않는다면 성호르몬인 프로게스테론이 부족해집니다. 그럼 몸은 번식을 포기하게 되고 난임을 겪게 될 수 있습니다. 또한 근육을 만들기 어려워지고 살이 빠지지 않게 됩니다. 그래서 지금 당장 임신을 할 계획이 없더라도 여성의 몸을 건강하게 유지하는 데 필요한 호르몬을 위해서라도 건강한 지방을 잘 챙겨 먹어야 합니다.

그리고 여성들 중에 몸이 잘 붓고 스트레스와 혈당 조절이 안 되는 분들은 프로게스테론이 부족할 가능성이 높습니다. 그렇게 되면 알도스테론과 코르티솔이 제 기능을 하지 못합니다. 알도스테론은 나트륨 양을 조절하는 호르몬이고 코르티솔은 스트레스를 조절하는 호르몬입니다. 그래서 부기가 잘 발생하며 스트레스 조절이 안 되는 것입니다.

저희 수강생들 대부분은 여성들입니다. 그분들의 다이어트 실패 이유를 들어보면 열심히 식단을 해도 살이 빠지지 않는다고 합니다. 식단을 어떻게 먹었는지 들어보면 대부분 지방이 부족한 저지방 식단을 했다고 합니다. 그래서 지방량만 원래 먹던 양보다 늘리도록 식단을 조정해 드렸는데 살이 잘 빠지기 시작했습니다. 그리고 생리불순이 개선되신 분들도 있었습니다.

지방은 우리 몸에 정말 필요한 영양소입니다. 인식이 나쁘다는 사실이 안타까울 뿐입니다. 잘못된 생각으로 다이어트를 하게 되면 우리 몸은 병들게 됩니다. 우리 몸을 알고 하는 것과 모르고 하는 것은 천지 차이입니다.

만약 당신이 가장 아끼는 물건이 있다면 막 다룰 건가요? 아니면 어떻게 해야 잘 관리할 수 있는지 알아보고 소중히 다룰 건가요? 그리고 가장 아끼는 그 어떤 물건이 우리 몸보다 더 소중한가요? 절대 그렇지 않을 겁니다.

인간은 당연하다고 생각하는 것은 신경을 쓰지 않습니다. 우리 몸의 건강은 당연한 것이 아닙니다. 오늘부터는 다른 어떤 소중한 물건들보다 우리 몸을 가장 소중히 아껴주세요. 내가 아니면 아무도 신경 써줄 사람이 없습니다.

기초대사량 낮아지는 3가지 원인

우리 몸의 대사를 망치는 3가지 원인이 있습니다. 바로 염증, 활성산소, 고혈당입니다. 이 3가지가 왜 문제가 되는지 지금부터 알려드리겠습니다.

1) 염증

다들 염증은 나쁜 거라고 생각하지만 염증 자체가 안 좋은 것은 아닙니다. 염증은 우리 몸에서 인지된 문제 요소를 처리하는 반응입니다. 쉽게 설명하자면 소방관이라고 생각하면 됩니다. 불난 곳에 불을 끄러 가는 역할입니다. 그래서 염증은 우리가 살아가는 데 필수적인 요소입니다. 문제는 염증이 과해지면 우리 몸은 망가지게 됩니다.

일단 다이어트 관점에서 보면, 염증이 많아지면 인슐린 저항성이 생기고 살이 빠지지 않는 체질이 되는 것입니다. 즉, 대사에 문제가 생기게 되므로 우리는 염증이 생기지 않도록 노력해야 합니다.

일단 염증이 생기는 이유를 간단하게 설명하자면 우리 몸이 싫어하는 것을 하면 염증이 생깁니다. 예를 들면 술, 담배, 안 좋은 음식 등입니다. 이 외에도 바이러스 감염, 환경 오염, 알레르기, 외부 부상 등도 염증을 발생시키는 요인입니다.

최대한 우리가 피할 수 있는 것들은 피해야 염증이 과다하게 생기는 것을 막을 수 있습니다.

2) 활성산소

활성산소는 우리 몸에서 세포 신호 전달, 면역력 유지, 세포 성장 조절 등 중요한 역할을 하는 물질입니다. 하지만 우리 몸에 필요한 것은 2% 정도입니다. 활성산소가 과해지면 결국 우리 몸에 문제가 생깁니다.

이처럼 우리 몸에 필요하지 않은 건 없습니다. 다만 과하거나 적으면 문제가 됩니다. 중요한 것은 우리 몸은 항상성을 유지하려고 노력한다는 것입니다.

그럼 활성산소가 과해지면 어떤 일이 생길까요? 우리 몸에 있는 세포를 손상시킵니다. 그럼 세포 내에 있는 다양한 기관들의 기능이 저하됩니다. 특히 세포 안에 있는 미토콘드리아와 DNA의 기능이 떨어지게 됩니다.

미토콘드리아는 세포 안에 있는 에너지 발전소입니다. 에너지 발전소의 기능이 떨어지면 에너지 생산량이 떨어지고 에너지 생산 속도가 느려집니다. 이 말은 에너지가 느리게 사용되어서 살이 느리게 빠진다는 이야기입니다. 그리고 DNA가 손상을 입으면 노화가 빠르게 오기 시작합니다. 다시 말해 살을 빠르게 빠지게 하고 노화를 천천히 오게 하려면 결국 세포가 건강해야 한다는 이야기입니다.

그럼 활성산소를 많이 나오게 하는 요인은 무엇일까요? 바로 음식 소화 흡수, 격렬한 운동, 염증, 면역 반응, 배기가스, 술, 자외선, 흡연, 스트레스, 질병, 약물 등입니다.

활성산소를 없애기 위해서는 항산화 성분이 많이 들어간 음식을 먹는 것도 좋지만 활성산소가 많이 나오지 않도록 먼저 노력을 해야 합니다.

3) 고혈당

고혈당이 문제가 되는 이유는 일단 인슐린 저항성이 생기기 때문입니다. 혈당을 조절하기 위해 인슐린이 마구마구 분비되면 인슐린 저항성이 생깁니다. 그럼 인슐린이 제 기능을 하지 못하게 되어서 혈당을 세포에 집어넣지 못하게 됩니다. 이런 기능을 하지 못하니 췌장에서는 계속해서 인슐린을 뿜어냅니다.

결국 혈당은 혈관에 계속해서 쌓이게 됩니다. 이게 바로 당뇨입니다. 대부분 사람들이 당뇨가 단순히 혈당이 높아서 그런지 알고 혈당만 낮추려고 합니다. 하지만 당뇨가 생기는 본질은 바로 인슐린 저항성입니다. 혈당을 낮추는 것도 중요하지만 인슐린 저항성을 고치지 못하면 결국 당뇨를 개선할 수 없습니다.

혈당이 중요하지 않다는 것은 아닙니다. 다만 혈당만 볼 것은 아니라는 이야기입니다. 그래야 대사 문제를 해결할 수 있고 살도 빠지고 당뇨를 개선할 수 있습니다.

지금까지 대사를 망치는 3가지 중요한 요인을 알아보았습니다. 지금까시 나이어트를 해오면서 가셨던 생각이 조금은 바뀌셨나요? 아마 내부분 칼로리와 체지방에만 초점을 맞췄지 정말 본질에 대해서는 생각해 본

적 없으실 겁니다.

　당연합니다. 대부분 다이어트에 대해 이야기하는 사람들은 칼로리에 초점을 두고 이야기하기 때문입니다. 이제 당신은 왜 다이어트가 대사 문제를 해결해야 하는지 아셨을 겁니다. 그러니 오늘부터는 칼로리 그만 보고 내 몸을 어떻게 하면 건강하게 만들까를 생각해 보세요.

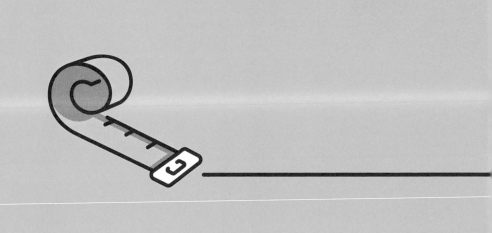

PART 4

다이어트 성공하는
마인드셋 노하우

종이 한 장의 생각 차이로 성공과 실패로 나뉜다

다이어트를 할 때 사실상 가장 중요한 것은 '생각'입니다. 어떻게 생각하느냐에 따라서 우리의 인생이 달라지기 때문입니다. 당신은 생각한 대로 인생이 변한다고 생각하시나요? 저는 무조건 변한다고 생각합니다. 저는 제가 생각한 대로 모든 것을 얻고 잃어봤기 때문입니다.

긍정적인 생각들로 가득하다면 항상 긍정적인 일들만 생깁니다. 반대로 부정적인 생각만 가득하다면 부정적인 일들만 생깁니다.

저도 원래는 부정적인 생각으로만 가득했습니다. '나는 왜 이리 못생겼지!', '내 인생은 왜 이러지?', '나는 왜 잘하는 게 없지?' 이런 못난 생각들로만 가득 찬 사람이었습니다. 하지만 지금은 누구보다 긍정적이리고 자부할 수 있습니다.

중요한 것은 제 생각이 변한 뒤로 저의 인생 자체가 완전히 180도 바뀌었다는 것입니다. 거짓말이라고 생각하시는 분들도 계실 겁니다. 저도 말도 안 된다고 생각했던 시절이 있었습니다.

제가 가장 부정적이었던 시절은 야구를 했을 때였습니다. 왜냐하면 야구를 잘하는 편이 아니었기 때문입니다. 그래서 중학교 이후로는 프로야구 선수를 꿈꾼 적도 없습니다. 지금 생각해 보면 생각의 차이로 제가 프로에 못 갔다고 생각합니다. 도전을 하기도 전에 이미 포기했기 때문입니다. '나는 안돼, 나는 못해, 대학이나 가자.' 이런 생각을 하고 있었으니 프로를 못 갔던 게 당연합니다.

당시 제가 부정적이었던 이유는 있었습니다. 감독, 코치들이 주변에서 "넌 못해, 안돼."라는 말을 많이 해서 저도 어느 순간 '나는 안되는 건가?'라고 생각하게 된 겁니다.

그래서 저는 환경이 중요하다고 생각합니다. 어디에 있느냐가 나를 만들기 때문입니다. 만약 당신이 지금 부정적인 환경에 노출이 되었다면 주변 사람들을 바꿔보는 것도 고려해야 합니다.

만약 부정적인 환경에 놓여 있다면 다이어트를 하는 당신은 주변 사람들의 응원을 받지 못할 겁니다. 주변 사람들이 전부 부정적이라면 이런 이야기를 많이 들으실 겁니다. "넌 못 해.", "어차피 내일 포기할 건데 그냥 술이나 먹자."

반대로 긍정적인 환경에 있다면 응원해 주는 사람들이 많이 늘어날 겁니다. "넌 할 수 있어.", "성공해서 멋진 모습 보여줘." 이런 식으로 응원해 주는 사람들만 가득할 겁니다.

다이어트에 성공하려면 어떤 환경이 필요할까요? 당연히 긍정적인 환경일 겁니다. 지금 잠깐 책을 덮고 나를 한번 관찰해보세요. 내가 긍정적인 사람인지 부정적인 사람인지, 만약 부정적인 사람이라면 환경을 먼저 바꾸는 것부터 시작해 보세요. 그게 당신의 다이어트 성공의 첫걸음이 될 겁니다.

그리고 주변 환경은 긍정적이고 좋은데 나 자신에 대한 사랑이 부족해 자존감이 떨어져 있는 분들도 계실 겁니다. 걱정하지 마세요. 저도 저를 사랑하지 못했었거든요. 예전의 저는 외모에 늘 자신이 없었습니다. 돌출되고 벌어진 앞니 때문에 활짝 웃어본 적이 거의 없습니다. 사진 찍는 것도 매우 싫어해 추억이 없습니다. 아마 지금 이 책을 읽는 당신도 똑같은 감정을 느낄 수 있습니다. 사진을 찍는 게 싫고 내 모습을 쳐다보기도 싫어서 자기 자신을 미워하고 있을지 모릅니다. 하지만 제 경우 생각을 바꾸자 외모조차 바뀌었고 제 삶도 달라졌습니다.

실제로 이런 연구가 있었습니다. 정말 얼굴이 못생겨 자존감이 낮은 사람에게 주변 사람들이 "너는 이뻐."라는 말을 매일 해줬습니다. 어떤 일이 벌어졌는지 아시나요? 점점 이뻐지기 시작했다는 겁니다.

믿기지 않겠지만, 저도 이런 경험을 했습니다. 저는 누군가 이야기를 해준 것은 아니었습니다. 저는 매일 아침 거울을 보면서 "유준아 왜 이리 잘생겼냐?"라고 직접 말해줬습니다. 그런데 이 효과가 엄청나다는 것을 느꼈습니다. 제 자신을 꾸미기 시작했고 진짜로 점점 잘생겨지고 있다는 것을 느꼈습니다. 자연스럽게 자존감도 올라갔습니다.

저희 수강생들 중에도 제가 알려드린 이 방법으로 성격이 180도 변하신 분이 계십니다. 처음에는 거울에 비친 본인의 모습 때문에 자존감이 낮고 우울증에도 걸리고 항상 죽고 싶다는 생각이 든다고 하셨던 분이었습니다.

그런데 어느 날 저에게 이런 말씀을 해주시더라고요. "매일 거울을 보며 저한테 이쁘다고 해주니깐 자존감이 많이 올라가는 거 같아요." 제가 봐도 정말 밝아지고 있으신 게 느껴졌습니다.

저는 스스로를 사랑하는 방법을 알아야 다이어트에 성공할 수 있다고 생각합니다. 왜냐하면 나를 사랑해야지만 건강한 음식을 먹고 건강한 생활 습관을 유지할 수 있기 때문입니다. 본인을 사랑하지 않는다면 계속해서 몸에 해로운 것만 할 것입니다.

결국 종이 한 장의 생각 차이로 모든 것이 바뀝니다. 제가 미션을 하나 드리겠습니다. 첫 번째 미션은 '나를 사랑하고 아끼기'입니다. 오늘부터 나를 사랑해 주는 연습부터 시작해 보세요.

기적의 목표 설정

제가 목표 설정을 중요하게 생각하는 이유가 있습니다. 목표가 없다면 끝없는 마라톤을 하는 것이기 때문입니다. 만약 마라톤을 나갔는데 종료 지점이 없다면 어떨까요? 저는 시작하기도 전에 포기할 거 같습니다. 아니면 뛰다가 지쳐서 쓰러질 겁니다.

그럼 우리의 다이어트에는 목표가 정해져 있나요? 대부분 목표를 설정할 때 이렇게 합니다. "나 오늘부터 다이어트 한다." 이건 목표가 아니라 하겠다고 말을 한 겁니다. 뚜렷한 목표가 없다면 무엇이든 이룰 수 없게 됩니다.

그래서 저는 목표를 정해야 한다고 생각하는 겁니다. 목표를 정하지 않고 무언가를 시작하게 된다면 포기가 빨라집니다. 왜냐하면 중간에 이런 생각이 들기 때문입니다. '내가 무엇 때문에 살을 빼고 있는 거지?' 그럼 결국 합리화를 하게 되고 쉽게 포기하게 됩니다.

지금까지 당신도 이렇게 다이어트를 해오고 있지 않았나요? 그랬다면 지금부터는 목표를 정하고 달려 나가면 됩니다.

그럼 목표는 어떻게 정해야 하는 걸까요? 저는 목표를 정할 때 최종 목표, 1년 목표, 6개월 목표, 3개월 목표, 1개월 목표, 일주일 목표, 오늘 목표 이렇게 정해놓고 시작을 합니다. 최종 목표가 없다면 전 단계의 목표들을 잡을 수가 없습니다. 잡게 되더라도 뚜렷하게 세부적인 목표를 잡을 수는 없습니다. 그래서 반드시 최종 목표를 정해야 합니다.

목표를 설정할 때 중요한 요소가 한 가지 더 있습니다. 바로 "~할 것이다."가 아니라 "~했다, 해냈다."라고 적는 겁니다. 예를 들면 "나는 -5kg 뺄 것이다."가 아니라 "나는 -5kg 뺐다."로 적는 겁니다.

왜 이렇게 적는지 아시나요? 우리의 뇌는 우리가 무엇을 하려고 하면 힘든 거라고 생각을 합니다. 뇌가 힘들다는 생각을 하면 그 일을 해내기는 더 어려워질 수밖에 없습니다. 그래서 뇌를 속이기 위해 이미 이룬 것처럼 목표를 적게 되면 뇌는 이를 쉬운 일로 받아들이게 됩니다.

그리고 목표를 적을 때는 구체적으로 어떤 모습으로 변하고 싶은지를 적어야 합니다. 단순하게 "-5kg 뺐다." 이렇게 적으면 의미가 없습니다. 숫자도 구체적으로 적어야 합니다. 최종, 1년 뒤, 6개월 뒤, 3개월 뒤, 1개월 뒤, 일주일 뒤에 어떻게 변화했으면 좋은지 적어주세요.

노트에 적은 목표들이 결국에는 다 이루어져 있을 겁니다. 그리고 그 노트들을 매일 아침마다 보시면 됩니다. 목표를 아침마다 보면 뭔지 모를 의욕이 생겨서 하루하루를 즐겁게 보낼 수 있는 원동력이 되실 겁니다.

목표를 정했다면 이번에는 본인이 원하는 모든 것을 노트에 적어보세요. 비현실적이어도 좋습니다. 예를 들면 "나는 가정부가 있는 대저택에 살고 있다." 이런 식으로 적어보세요. 그럼 모두 가질 수 있게 될 것입니다. 왜냐하면 우리는 모두 원하는 것을 가질 자격이 있으니까요. 100개든 1,000개든 좋으니 노트에 적어보세요.

그리고 한 달 뒤, 일 년 뒤에 다시 노트를 펴고 보세요. 내가 몇 개를 이뤄내고 가질 수 있었는지 확인해 보세요. 아마 꽤 많은 것들이 이루어져 있을 겁니다.

'내가 이룰 수 있을까?', '내가 가질 수 있을까?'라는 생각보다는 '할 수 있다.'라고 생각하는 습관을 들여보세요. 습관이 된다면 당신은 무섭게 성장하게 될 겁니다.

_____의 목표

내가 원하는 것 10가지

1.

2.

3.

4.

5.

6.

7.

8.

9.

10.

세상에 당연한 것은 없다

우리는 항상 감사한 마음을 가지며 하루하루를 살아가야 합니다. 불만이 생기고 불평이 생기는 이유는 바로 당연시하기 때문입니다. 맛있는 밥을 먹을 수 있음에, 아침에 눈을 뜰 수 있음에, 사지가 멀쩡한 것에, 잠잘 공간이 있음에, 사실 모든 것에 감사하며 살아야 합니다.

잘 생각해 보세요. 만약 당신이 북한에서 태어났다면? 아프리카에서 태어났다면? 전쟁통에 태어났다면? 장애가 있게 태어났다면? 과연 지금 누리고 있는 것들이 당연했던 것일까요? 절대 그렇지 않습니다. 지금 당신이 누리고 있는 것들이 누군가에게는 꿈일 수도 있습니다.

저는 감사함을 알고 나서는 기분이 안 좋은 날들이 없어졌습니다. 원래는 무슨 일이 생기면 비판만 하고 짜증만 냈습니다. 예를 들면 운전할 때 갑자기 끼어드는 차가 있으면 짜증이 너무 나서 욕을 했습니다. 하지만 지금은 '사고 안 나게 해주셔서 감사합니다.'라고 생각합니다.

이런 생각을 하게 된 이유는 바로 감사일기를 쓰고 나서부터였습니다. 어떤 식으로 적었냐면 별거 아닌 일에도 감사한 마음을 가지며 적는 겁니다. 예를 들면 "대한민국에 태어나게 해주셔서 진심으로 감사합니다.", "아침밥을 먹을 수 있음에 감사합니다.", "편안한 잠자리에서 잠을 잘 수 있음에 감사합니다." 이런 것들을 한 번씩 적어 보는 겁니다.

그럼 내가 지금 누리고 있는 것들이 당연한 것이 아니라는 것을 느끼실 겁니다. 그렇게 된다면 분명 생각 자체가 긍정적인 사고로 변하게 되고 인간관계에 있어서도 스트레스를 덜 받으실 겁니다.

우리가 이렇게 긍정적으로 생각해야 하는 이유 중 하나는 바로 스트레스 조절 때문입니다. 아까도 말했다시피 과도한 스트레스는 살찌는 원인 중 하나입니다. 저는 대부분의 사람들이 살이 찌는 이유는 바로 스트레스라고 생각합니다. 상담을 하거나 주변에 살이 찐 사람들의 이야기를 들어 보면 과거의 상처들을 먹는 것으로 풀다 보니 좋지 못한 결과가 나온 경우가 대부분입니다.

그래서 저는 이런 마인드셋이 다이어트를 하는 데 있어서 가장 중요하다고 생각합니다. 만약 살을 뺐다고 하더라도 스트레스를 다시 받는다면 살이 다시 찔 게 분명하기 때문입니다. 저는 꼭 이번이 요요 없는 당신의 마지막 다이어트가 되었으면 좋겠습니다.

그러니 별거 아닌 것 같아도 저를 믿고 한번 따라해 보세요. 당신의 삶이 점점 바뀌는 것을 확인하실 겁니다. 사소한 것들이 모여서 큰 힘을 만들어 내는 겁니다.

살아오면서 가장 감사했던 일 10가지

1.

2.

3.

4.

5.

6.

7.

8.

9.

10.

내가 생각하는 나의 장점 10가지

1.

2.

3.

4.

5.

6.

7.

8.

9.

10.

준쌤과 함께하는
자존감 수업

저는 다이어트를 성공하더라도 만약 자존감이 낮은 상태라면 무의미하다고 봅니다. 분명 다이어트를 하는 이유도 삶을 바꾸기 위해서 하는 것일 텐데 자존감이 그대로이면 과연 본인의 몸과 삶에 만족할 수 있을까요? 절대 아니라고 봅니다.

몸매가 좋지 않아도 자존감이 높은 사람은 만족하며 삽니다. 하지만 몸매가 좋더라도 자존감이 없다면 그 인생과 몸에 만족하지 못하게 됩니다. 그래서 우리는 살을 빼면서 자존감도 같이 올리는 연습을 해야 합니다.

저는 많은 수강생들을 만나왔습니다. 그런데 분명 살은 엄청나게 빠졌는데 여전히 어두우신 분들이 있습니다. 왜냐하면 껍데기만 바뀌었을 뿐이니까요. 아마 그 상태가 지속된다면 다시 살이 찔 가능성이 높습니다. 자존감이 낮으면 세상을 또 부정적으로 볼 수밖에 없기 때문입니다. 그럼 결국 스트레스를 받게 되고 악순환에 빠지게 됩니다.

지금부터 제가 알려드릴 자존감 올리기 노하우 딱 100일만 따라해 보세요. 100일이 너무 길다면 30일 만이라도 해 보세요. 무조건 바뀌게 되어 있습니다. 왜냐하면 이미 저는 알고 있습니다. 당신이 바뀌려고 노력하는 사람이라는 것을요. 변하지 않을 사람이라면 이 책을 사지도 않았을 겁니다.

1) 아침에 일어나자마자 잠자리 정리하기

아침에 바로 잠자리를 정리해야 하는 이유는 그래야 하루를 성공으로 시작할 수 있기 때문입니다. 그럼 강력한 성취감이 생기게 됩니다. 그래서 하루 종일 다른 일들을 하는 데 있어서 긍정적인 영향을 줄 수 있습니다. 또한 퇴근하고 들어왔을 때 정리되어 있는 잠자리를 보면 정서적으로 안정감을 느끼게 됩니다.

그리고 주변 환경이 깔끔해져 있으면 환경에 대한 통제감이 생기기 시작합니다. 만약 지저분한 환경에 있다면 나도 모르게 스트레스를 계속 받을 수 있습니다. 집중력도 떨어지기 쉽고 계속 짜증이 나게 됩니다. 그래서 집 안이 지저분해져 있으면 더 무기력해지고 아무것도 하기가 싫어집니다.

아마 90%는 거의 잠자리 정리를 안 하실 겁니다. 이런 작은 성공들이 하나하나 쌓이면 큰 자신감으로 돌아오게 됩니다.

2) 거울 보며 확언하기

잠자리 정리를 마치면 바로 거울을 봅니다. 그리고 이렇게 외칩니다. "나는 날마다 모든 면에서 점점 나아지고 있다." 이렇게 세 번 외쳐보세요.

실제로 확언하다 보면 뇌에서 긍정적인 작용으로 받아들여서 나중에는 긍정적인 생각만 들게 만듭니다. 그리고 자기 자신에게 확신이 들기 때문에 무엇이든 해낼 수 있는 자신감을 얻게 됩니다.

굳이 위에 말한 대로 이야기를 안 해도 됩니다. "나는 아름답다.", "나는 멋지다.", "나는 실행력이 좋은 사람이다." 뭐든 좋습니다. 본인을 보면서 칭찬을 해주면 됩니다.

3) 산책하기

산책을 하는 이유는 나에게만 집중할 수 있기 때문입니다. 나에게 집중하는 시간을 가지게 되면 자아 성찰을 할 수 있게 되고 생각들이 정리됩니다. 그리고 코르티솔 수치도 떨어뜨려 스트레스를 감소시키고 기분 좋은 엔도르핀을 방출시키게 됩니다.

현대인들은 스스로에게 집중하는 시간이 없습니다. 일하는 시간 빼고 전부 전자기기에 집중을 합니다. 전자기기에 집중하느라 쉴 때는 집에만 있는 사람들도 많습니다. 그러다 보면 무기력해지고 우울해지고 결국 자존감이 낮아지게 됩니다.

산책을 할 때 한 가지 주의할 사항이 있습니다. 절대 휴대전화와 지갑은 들고 나가면 안 됩니다. 그것들을 들고 나가는 순간 내가 아닌 외부 요소에 집중하게 됩니다. 산책하러 나갈 때는 오로지 나에게만 집중할 수 있는 상태로 나가는 것이 좋습니다.

4) 항상 웃기

잘 웃고 계신가요? 요즘 길거리를 걸어 다니면 웃고 있는 사람이 많지 않습니다. 이해는 합니다. 회사에서 지치고 사람한테 지치고 하면 웃을 기운조차 없을 수도 있습니다. 그런데 그때마저 한번 웃어보는 겁니다.

혹시 그거 아시나요? 웃고 싶지 않아도 웃으면 우리 뇌는 행복하다고 느낀다고 합니다. 웃으면 정말 많은 것들이 좋아집니다. 하루하루가 행복해지고 대인관계도 좋아집니다. 웃음 치료라는 것도 있을 정도로 웃음은 만병통치약입니다.

저도 잘 웃지 못하는 사람이었습니다. 하지만 웃는 연습을 하다 보니 엄청 밝아지고 하루하루가 행복해졌습니다. 처음에는 물론 어색했습니다. 그러나 하루 이틀 지나다 보니 웃음이 점점 자연스러워지고 지금은 "유준 씨 웃는 모습이 되게 이뻐요.", "왜 이리 잘 웃고 다녀요?" 같은 말들을 자주 듣습니다.

결국 웃다 보면 웃음이 많아지고 좋은 일만 생기는 하루가 됩니다. 웃는 것도 근육이 필요하다는 거 아시나요? 그래서 웃는 것도 연습하다 보면 쉬워집니다. 우리가 평소에 웃지 않아서 웃는 게 힘든 겁니다.

잘 웃을 수 있는 방법을 알려드리겠습니다. 일단 첫 번째는 거울을 보며 웃어보세요. 최대한 입을 벌리고 입꼬리를 천장을 뚫을 듯 올려보세요. 두 번째는 뒤를 돌아봤다가 앞을 보면서 "음~파!"라고 외치며 웃어보세요.

분명 '이게 무슨 효과가 있어?'라고 생각하시는 분들도 계실 겁니다. 하지만 이건 저희 수강생들이 효과를 이미 증명하셨습니다. 저희 수강생 중에 일을 하다가 갑자기 공황장애처럼 숨이 안 쉬어지신 분이 계셨습니다. 그런데 그때 제가 알려드린 "음~파!"를 했더니 숨이 갑자기 쉬어졌다고 하시더라고요. 정말 신기하지 않나요? 이것뿐만 아니라 이 방법으로 우울증을 회복하신 분들도 있습니다.

웃음으로 우울증을 극복할 수 있다는 연구 결과들도 이미 많이 있습니다. 그래서 웃고 싶지 않아도 웃어야 행복해지게 됩니다. 우리가 웃으면 우리 몸에서 세로토닌이라는 호르몬이 나와서 행복감을 만들어 준다고 합니다.

정말 쉬운 방법 아닌가요? 돈도 안 들고 아무것도 필요 없습니다. 입만 있다면 가능한 겁니다. 이 책을 읽고 있는 당신도 아침에 일어나자마자 "음~파!"로 하루를 시작해 보세요. 하루가 달라질 겁니다. 달라진 하루하루가 쌓이다 보면 결국엔 삶이 바뀌어 있을 겁니다.

5) 규율 정하기

정말 중요한 것이 인생의 규율을 정하는 것입니다. 규율을 정해놓고 살지 않는다면 "내일 해야지." 병에 걸리게 됩니다. 그렇게 매일 미루게 되면 어떤 일이 벌어질까요? 나는 항상 미루는 사람이라고 생각하게 되어서 자존감이 하락하게 됩니다.

규율이 정해져 있다면 그 약속을 지키기 위해서라도 할 것입니다. 그러나 주의할 점은 꼭 할 수 있는 규율만 정하는 것입니다. 지키기 힘든 규율을 정해놓고 그 규율을 못 지켰을 때 '나는 못 하는 사람이야.'라는 생각이 들어 자존감이 떨어질 수 있기 때문입니다.

예를 들면 이렇게 만들어 보는 겁니다.

1. 아침에 잠자리 정리하기
2. 미루지 않기
3. 아침에 확언하기

이런 식으로 세 개 정도에서 시작해서 습관이 되면 하나씩 늘려나가는 겁니다. 이런 습관들이 하나씩 생기다 보면 자연스럽게 자존감이 올라가게 됩니다.

저희 수강생 중에 우울증인 분이 계셨는데 저한테 이런 말씀을 해주시더라고요. "정신과 다녀도 우울증이 안 고쳐졌었는데, 쌤이 알려준 대로 하니깐 하루하루가 즐겁고 자존감이 많이 올라갔어요." 이 말을 들으니 마음이 뭉클하더라고요.

우리의 생각을 바꿔야 마음이 바뀌고, 마음이 바뀌어야 행동으로 이어집니다. 그럼 좋은 결과가 나올 수밖에 없습니다.

지금 알려드린 5가지를 하나씩 해 본다면 나도 모르는 사이에 점점 자존감이 높아지고 있는 걸 확인할 수 있을 겁니다. 당연히 한 번에 좋아질 수는 없습니다. 하나씩 하다 보면 가랑비에 옷 젖듯이 좋아질 수 있습니다. 나를 위해 노력하는 모습이 뿌듯하고 자랑스러워질 것입니다.

그리고 남과 비교하는 삶이 아니라 나의 하루하루에 집중해보세요. 나의 삶인데 남의 삶을 개입시킬 필요는 없습니다. 나는 나의 삶을 살아가면 됩니다. 현대인들은 SNS를 통해서 자연스럽게 타인과 나를 비교하게 됩니다. 그럼 '나는 왜 이렇게 안 이쁘지? 못 살지? 무능하지?' 별 생각들이 다 들게 됩니다.

지금부터라도 남이 아닌 나에게 집중하는 삶을 만들어 보세요. 물론 처음에는 힘들 수도 있습니다. 하지만 인간이 정말 무서운 것은 어떠한 상황에도 적응을 한다는 것입니다. 그러니 딱 한 달만 해 보세요. 무조건 바뀔 것입니다.

생각이 바뀌면 내가 바뀌고, 내가 바뀌면 주변이 달라집니다. 주변 3명만 보면 내가 어떤 사람인지 알 수 있다고 합니다. 주변이 바뀌기 시작한다면 내가 바뀌고 있다는 증거입니다.

다이어트를 한다고 생각하기보다는 나의 전반적인 삶을 바꿔본다고 생각해 보세요. 건강한 삶을 살아가다 보면 자연스럽게 우리 몸도 건강해지면서 살은 자동으로 빠지게 될 겁니다.

마지막으로 이것만큼은 꼭 알아두셨으면 좋겠습니다. 당신이 세상에서 가장 이쁘고 아름다운 사람입니다. 그리고 앞으로 더 아름답고 이뻐질 분입니다.

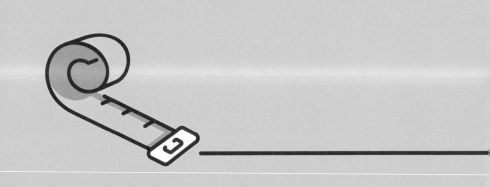

PART 5

○○○○만 바뀌어도
살 안 찌는 체질 된다

이거 모르면 평생
살찌는 체질로 살아야 한다

생활 습관이 바뀌면 내 몸이 바뀐다는 것에 동의하시나요? 저는 동의합니다. 왜냐하면 제가 이미 몸으로 느끼고 저희 수강생들이 전부 생활습관 하나로 몸이 바뀌었기 때문입니다. 생활 습관이 별거 아닌 거 같아보여도 다이어트 할 때 엄청나게 중요한 역할을 합니다. 올바르지 못한생활 습관을 지니고 있다면 절대 살이 빠지지 않습니다.

주변에서 식단과 운동을 진짜 열심히 하는데 살은 안 빠지는 분들 본적 있지 않으신가요? 그런 분들 한번 잘 보세요. 건강한 생활 습관을 지니고 있던가요? 대부분 건강하지 못한 생활 습관을 지니고 있을 겁니다.

저는 다이어트 실패의 원인 중 하나가 우선순위가 잘못 되었기 때문이라고 생각합니다. 대부분 식단과 운동을 먼저 시작하는데 저는 생활 습관을 개선하는 것이 가장 우선이라고 봅니다. 아무리 식단을 열심히 해도 건강하지 못한 생활 습관을 갖고 있다면 말짱 도루묵이기 때문입니다.

잠을 못 자도 살이 안 빠지고 스트레스를 받아도 살이 안 빠집니다. 그런데 이런 것들을 먼저 개선하지 않고 다이어트를 한다면 무슨 의미가 있을까요? 살이 빠진다고 한들 어차피 6개월 아니 3개월도 안 돼서 원래 몸으로 돌아올 것입니다. 왜냐하면 그 당시에만 조금 먹고 운동을 많이 해서 살이 빠졌던 것이지 본질은 달라진 것이 없기 때문입니다.

그리고 식단을 바꾸는 것보다 잠을 푹 자거나 스트레스를 관리하는 것이 훨씬 더 쉬운 방법입니다. 하지만 가장 어려운 것을 가장 먼저 바꾸려다 보니 빠르게 포기하게 되는 것입니다.

저는 당신이 다이어트가 아닌 건강한 삶을 만들어 나가는 과정이라고 생각했으면 좋겠습니다. 만약 단기간에 살을 빼고 다시 찌는 삶을 원한다면, 대사가 무너지고 건강하지 않은 삶을 원한다면, 힘들게 식단 하고 운동하셔도 됩니다. 하지만 평생 몸매를 유지하면서 건강한 삶을 살아가고 싶다면 제가 지금 말한 생활 습관부터 천천히 하나씩 바꿔보세요.

우리 몸은 원래 살이 빠지는 것을 막으려고 합니다. 살이 빠지면 에너지원이 빠져나가는 것이기 때문입니다. 그런데 살이 빠진 상태에서 갑자기 에너지를 사용하게 만들려고 하면 우리 몸이 가만히 있을까요? 우리 몸도 어떻게 해야 할지 몰라서 일단 절전모드에 들어가는 것입니다.

우리는 한평생 그렇게 살아왔습니다. 문제는 몇 년간 쌓아온 안 좋은 습관을 한순간에 바꾸려고 하는 것입니다. 절대 한순간에 바뀌는 것은 없습니다. 운동선수가 과연 한 번에 그런 실력을 가질 수 있었을까요? 수많은 연습과 노력으로 얻어낸 결과입니다.

저는 우리가 얼마나 노력하느냐에 따라서 변화한다고 생각합니다. 세상엔 쉽게 이룰 수 있는 것은 없습니다. 만약 쉽게 이룰 수 있는 게 있다면 의심해 봐야 합니다. 그리고 쉽게 이룰 수 있다면 굳이 그걸 하고 있지도 않을 겁니다. 쉽지 않기에 우리가 도전하는 것 아닐까요?

당신도 도전하고 싶은 꿈이 있기에 이 책을 읽고 있을 겁니다. 우리는 쉬운 방법을 찾을 게 아니라 올바른 방법을 찾아서 하루하루 쌓아가면 됩니다. 그럼 원하는 것을 이룰 수 있게 됩니다. 그러니 지금부터 알려드릴 생활 습관 하나씩 적용해서 내 것으로 만들어 보세요.

미녀는 왜
잠꾸러기일까?

미녀는 잠꾸러기라는 말을 들어본 적 있으실 겁니다. 미녀는 잠꾸러기가 맞습니다. 잠을 잘 자지 못한다면 미녀처럼 날씬한 몸매를 가지기 쉽지 않습니다.

앞서 코르티솔이라는 호르몬에 대해 살펴봤습니다. 코르티솔은 우리 몸을 활동하게 만들어 주고 스트레스 조절도 해줍니다. 이처럼 코르티솔은 우리 몸에 꼭 필요한 호르몬이지만 문제가 되기도 합니다. 과다 분비가 되었을 때입니다.

코르티솔은 언제 과다 분비가 될까요? 바로 제대로 된 수면을 하지 못했을 때입니다. 그럼 인슐린 저항성이 생겨서 살이 빠지지 않는 체질로 변하게 됩니다. 그리고 잠을 자지 못하면 보통 먹는 것으로 보상을 받으려고 합니다. 그래서 잠을 못 자면 단것이 당기고 배고프지 않아도 먹게 됩니다.

우리가 잠을 못 자는 이유는 무엇일까요? 저는 두 가지 이유가 있다고 생각합니다. 첫 번째는 스마트폰이고 두 번째는 카페인입니다.

먼저 스마트폰을 저녁 늦게까지 보게 되면 우리 뇌는 저녁도 낮으로 착각하게 됩니다. 그래서 몸을 움직이게 하는 호르몬들이 분비되기 때문에 잠이 오지 않는 것입니다.

이 책을 보고 계신 분들 중에서도 저녁에 넷플릭스 또는 유튜브를 보는 분들이 많을 겁니다. 대부분의 사람들이 잠자기 전에 스마트폰을 보는 이유는 비슷합니다. 오늘 하루가 너무 아까워서 또는 오늘 일한 것에 대한 보상을 받기 위해서입니다. 충분히 이해합니다. 하루가 힘들었고 오늘 하루를 조금은 더 재미있게 보내고 싶어서일 겁니다.

하지만 과연 그것이 나를 위한 것이 맞을까요? 이 부분에 대해서 생각해 보셨으면 좋겠습니다. 하루 종일 힘들었을 내 몸이 잠을 못 자서 다음 날도 그다음 날도 피로가 축적이 된다면 우리의 몸은 너무나도 힘들지 않을까요? 정말 나를 위한 게 무엇인지 잘 생각해 보세요.

정말 딱 2주만 잠자기 1시간 전부터 휴대전화를 하지 말아보세요. 그렇게 하면 불면증까지도 싹 다 없어질 것입니다. 물론 처음에는 익숙하지 않아서 잠이 잘 오지 않을 수 있습니다. 하지만 하다 보면 꿀잠이 무엇인지 느끼실 수 있을 겁니다.

그리고 다음은 바로 카페인입니다. 현대인들은 출근길에 커피 한 잔, 점심에 한 잔, 업무 중에 한 잔 등 카페인을 과다하게 섭취합니다. 중요한 것은 그렇게 먹는데도 항상 피곤하다는 겁니다.

아마 많은 사람들이 커피를 안 마시면 일에 집중이 안 될까 봐 드실 겁니다. 저도 그랬습니다. 트레이너 시절에 수업에 더 집중하기 위해서 하루에 커피를 많게는 8잔까지도 먹었습니다. 하지만 그때 저의 상태는 어땠을까요? 만성피로에 찌들어 있고 밤에는 잠이 오지 않아서 항상 소주 1병을 먹어야만 잠이 왔습니다.

그러던 어느 날 커피와 술을 끊어봐야겠다는 생각이 들었습니다. 한 일주일은 정말 너무 피곤해서 미칠 정도였습니다. 하지만 일주일이 지나고 나니 밤에 너무 잘 자고 컨디션이 이전과는 달리 확연하게 좋아졌습니다.

그래서 저는 아직도 커피와 술을 먹지 않고 있습니다. 왜냐하면 지금은 저의 컨디션이 망가지는 게 더 두렵기 때문입니다.

만약 당신이 지금 커피를 많이 마신다면 딱 일주일만 끊어보세요. 아침에 일어났을 때부터 컨디션이 완전히 달라져 있을 겁니다. 끊기는 힘들다면 일단 아침에 한 잔 정도만 마셔보세요. 그리고 조금씩 적응이 된다면 점차 끊어나가 보세요.

그리고 운동 전에 커피를 마시는 것이 당연시되었습니다. 운동 전에 커피를 마시면 체지방이 더 잘 태워진다는 말 때문입니다. 틀린 말은 아닙니다. 커피를 마시면 실제로 살이 더 잘 빠지는 것은 맞습니다. 그런데 아주 조금 관여를 합니다.

아침에 운동을 하면서 커피를 마신다면 크게 문제가 되지 않습니다. 하지만 저녁에 운동을 하면서 커피를 마시는 것은 큰 문제가 됩니다. 일단 수면의 질이 떨어집니다. 분명 "나는 카페인이 잘 안 받아서 잠 잘 오던데." 이렇게 이야기하는 분들도 있으실 겁니다. 그건 아직 질 좋은 잠을 자보지 못해서 지금도 잘 자는 거라고 생각을 하는 겁니다.

만약 살이 더 잘 빠지기 위해서 커피를 마시면서 운동을 하신다면 멈춰 주세요. 그 효과는 아까 말했다시피 미미하고 오히려 잠을 못 자게 되어서 잃는 것들이 더 많습니다.

선택하면 됩니다. 잠을 못 자서 살이 안 빠지는 체질이 될 건지, 아니면 커피를 마셔서 체지방을 미미하게 더 태울 건지. 강요하지 않겠습니다. 선택은 본인이 하는 것입니다.

지금부터 질 좋은 수면을 할 수 있는 방법에 대해서 알려드리겠습니다. 이 방법은 실제로 제가 지금 하는 방법이기도 하고 저희 수강생들도 이 방법으로 불면증을 없앴습니다.

첫 번째는 방 안에 있는 모든 빛을 차단하는 것입니다. 암막 커튼을 사용하는 것도 아주 좋은 방법입니다.

두 번째는 잠자기 전에 따뜻한 물로 샤워를 하는 것입니다. 따뜻한 물로 샤워를 하면 열이 밖으로 빠지면서 체온이 떨어져서 잠이 잘 오게 됩니다. 반면 찬물로 샤워를 하면 열을 안으로 흡수하게 되어 체온이 올라갑니다. 우리가 질 좋은 수면을 취하려면 적당히 시원해야합니다. 그래서 저녁에는 찬물보다는 따뜻한 물로 씻는 것이 좋습니다. 찬물 샤워는 아침에 하세요.

세 번째는 잠자기 전에는 운동하지 않는 것입니다. 너무 늦은 시간에 고강도 운동을 하게 된다면 교감신경이 발달해서 오히려 수면을 방해하게 됩니다. 만약 자기 전에 운동을 할 거라면 폼롤러로 하는 간단한 운동

정도가 적당합니다.

 그리고 마지막으로는 명상을 하는 것입니다. 명상을 하면서 오늘 하루 있었던 일들을 회상하며 안 좋은 기억들은 날려버리고 좋은 기억들만 떠올리게 만드는 것입니다. 실제로 그날 일어난 무언가 때문에 잠을 못 자는 사람들이 생각보다 많습니다. 그래서 명상을 통해서 그 감정을 모두 털어내는 것이 좋습니다. 명상이 너무 어렵다면 노트에 오늘 있었던 일들을 구체적으로 적어 보는 것도 좋습니다.

 살을 빼려면 최소 7~8시간 정도의 질 좋은 수면을 해야 합니다. 그리고 가능하다면 저녁 10~12시 사이에 잠드는 것이 좋습니다. 이 시간에 호르몬 분비가 왕성하게 일어나기 때문입니다. 12시 넘어서 6시간 자는 것보다 10시에 잠들어서 4시간 자는 것이 훨씬 더 좋습니다. 하지만 현대인들의 스케줄로는 불가능한 이야기입니다. 그러니 최소 7~8시간의 수면은 꼭 잘 지켜야 살도 잘 빠지고 우리 몸의 회복도 잘 됩니다.

 잠자기 전에는 음식을 섭취하지 않고 빈속에 자는 것이 좋습니다. 야식을 먹고 자게 되면 속이 더부룩해집니다. 그럴 경우 우리 몸은 자면서 밤새 소화하기 바빠 호르몬이 분비될 겨를이 없습니다. 속이 비어있는 상태에서 잠에 들어야 호르몬 분비가 가능하고 세포 조직이 회복되고 독소 제거 활동이 활발하게 이루어집니다.

그리고 이미 5시간 이하로 자는 사람들의 비만율이 높다는 연구 결과들이 많이 나와 있습니다. 그만큼 수면은 정말 중요합니다. 질 좋은 수면만 해도 비만과 다른 질병을 무찔러낼 수 있습니다.

다이어트에 가장 중요한 것은 수면입니다. 이것보다 더 중요한 것은 없습니다. 수면만 바뀌어도 모든 것이 바뀔 수 있습니다. 당신도 오늘부터는 미녀처럼 잠꾸러기가 되어보세요.

엄마 말을 잘 들어야
살 빠지는 이유

저는 어렸을 때 밥을 정말 빠르게 먹어서 엄마한테 이 소리를 정말 많이 들었습니다. "천천히 꼭꼭 씹어 먹어." 저는 엄마의 말은 항상 옳다고 믿습니다. 다 커서 알게 된 점이 살짝 아쉽지만요. 어렸을 때 알았더라면 더욱 좋았을 텐데 말입니다.

엄마들은 아이들이 체할까 봐 천천히 꼭꼭 씹어 먹으라고 말을 합니다. 하지만 다이어트를 하는 우리는 왜 천천히 꼭꼭 씹어 먹어야 할까요?

아마 천천히 한 번이라도 먹어 본 분은 경험하셨을 겁니다. 원래 먹던 양보다 못 먹게 됩니다. 그리고 포만감도 오래 갑니다. 반대로 밥을 빨리 먹을 경우엔 어떤가요? 얼마 지나지 않아서 또 배가 고프기 시작합니다.

마른 사람들을 보면 정말 천천히 입맛 없는 것처럼 먹습니다. 그리고 얼마 먹지도 않아서 금방 배가 부르다고 합니다. 왜 이런 결과가 나타나는 걸까요?

일단 음식을 오래 씹게 되면 타액(침)이 더 많이 분비됩니다. 그럼 소화 효소가 활발하게 작용하게 됩니다. 이로 인해서 음식이 더 잘 분해되고 소화가 잘되어 소화기관에 부담이 덜 가게 됩니다. 소화가 원활하게 이루어지면 몸은 더 빠르게 포만감을 느끼게 됩니다.

그리고 오래 씹으면 식사 시간이 자연스럽게 늘어납니다. 우리 뇌는 음식을 섭취한 후 20분이 지나야 포만감을 느끼기 시작합니다. 그래서 천천히 먹을수록 우리의 뇌가 포만감을 느낄 시간이 충분해집니다. 앞서 말했듯 포만감을 조절하는 호르몬인 렙틴과 그렐린 분비가 조절이 되어서 식욕 증가를 막고 포만감을 조절하게 됩니다.

왜 오래 씹어 먹어야 하는지 아시겠죠? 물론 처음엔 턱이 무지하게 아플 수 있습니다. 하지만 하루 이틀 지나다 보면 턱 근육이 강해져서 적응될 겁니다. 목표를 100번 씹기로 잡고 해 보세요.

오래 씹다 보면 맛을 더 잘 음미하면서 드실 수 있을 겁니다. 그리고 평상시에 얼마나 내가 빠르게 먹는지도 느낄 수 있을 겁니다.

이렇게 물 마셔야
살 빠집니다

우리 몸이 대부분 수분으로 이루어졌다는 것은 이미 누구나 알고 있는 사실입니다. 그래서 물을 잘 섭취해야 한다는 것도 알고 있을 겁니다. 하지만 물을 챙겨 먹기란 정말 쉬운 일이 아닙니다. 그럼에도 불구하고 우리는 수분 섭취를 잘 해주어야 합니다.

일단 가장 큰 문제는 물보다 커피나 음료를 더 많이 마신다는 겁니다. 커피를 물처럼 마시는 사람들도 많습니다. 일단 커피의 경우에는 수분을 빼앗는 성질을 가지고 있습니다. 그래서 커피를 많이 마시는 사람들은 그렇지 않은 사람들보다 물을 더 많이 마셔야 합니다.

다이어트를 할 때 수분 섭취가 중요한 이유는 우리 몸에서는 수분이 부족하면 배고픔으로 신호를 보냅니다. 왜냐하면 "우리 몸에 물이 부족해."

라고 신호를 보낼 수 없기 때문입니다. 아마 이런 경험 한 번쯤 해 보셨을 겁니다. 배고파서 물을 마셨는데 괜찮아진 경우가 있었다면 그때는 우리 몸에 수분이 부족했던 겁니다.

우리 몸에 수분이 부족해지면 혈액 순환이 원활하지 않아 산소와 영양소 공급이 줄어들게 됩니다. 그래서 피로하고 무기력해지게 됩니다. 만약 매일 피로와 무기력을 느낀다면 수분을 잘 섭취해 보세요. 아마 그 전보다 많이 좋아지게 될 것입니다.

수분 섭취가 부족해진다면 변비도 유발될 수 있습니다. 장이 건강해야 살도 잘 빠진다는 사실 잘 알고 계시죠? 그래서 유산균도 잘 챙겨 먹고 있지 않으신가요? 하지만 아무리 유산균을 잘 먹어도 수분 섭취가 잘되지 않는다면 변비에 걸릴 가능성이 높습니다.

우리가 농사를 짓는데 만약 가뭄이 와서 밭이 굳게 된다면 농사를 지을 수 있나요? 장도 마찬가지입니다. 장에 수분이 부족해지면 변이 단단해지고 배출이 어려워지는 겁니다.

그럼 건강하게 수분을 섭취하는 방법은 무엇일까요? 하루에 물을 2L 정도 마셔야 건강하다는 사실은 너무 잘 알려져 있습니다. 하지만 이것도 사람마다 달라집니다. 땀을 얼마나 흘리느냐 커피를 얼마나 마시느냐에 따라서 다릅니다.

물을 많이 마시면 좋다고 한 번에 무턱대고 벌컥벌컥 마시는 것도 주의해야 합니다. 정말 좋지 않은 습관입니다. 갑자기 물을 많이 먹으면 저나트륨혈증에 걸릴 수가 있습니다. 저나트륨혈증이 오게 되면 두통, 메스꺼움, 구토, 근육 경련, 경직, 발작 등의 증상이 나타날 수 있으며 정말 심할 경우에는 혼수 상태에 빠지기도 합니다.

물은 정말 좋지만 올바르지 못한 방식으로 먹는다면 독이 될 수도 있습니다. 그러니 오늘부터는 수분 섭취를 이렇게 해 보세요.

먼저 물을 조금씩 자주 마시는 겁니다. 여기서 말하는 조금이란 한두 컵 정도의 양입니다. 그 정도의 양을 1시간에 한 번씩 마셔주는 것이 가장 좋습니다. 찬물보다는 미지근한 물이 좋습니다. 다만 운동할 때는 찬물이 좋습니다. 운동을 하면 몸에 열이 충분하게 올라간 상태이기 때문에 체내 온도를 낮추는 데 찬물이 도움이 됩니다. 그리고 아침에는 찬물을 먹으면 장기들이 놀랄 수 있기 때문에 미지근한 물 한 잔을 먹어 주는 것이 좋습니다.

식사 중에 물을 함께 먹는 습관은 없애는 것이 좋습니다. 식사 중에 물을 함께 먹게 되면 인슐린 분비가 더 빠르게 돼서 혈당이 더 빠르게 지방으로 저장되게 됩니다.

팁을 하나 드리자면 식전에 애사비를 같이 먹으면 혈당을 천천히 올리게 됩니다. 애사비란 애플 사이다 비니거로 발효된 사과식초입니다. 이미 많은 연구 결과들이 나왔기 때문에 많은 사람들이 식전 또는 식후에 많이 먹고 있습니다. 다만 위가 정말 안 좋은 경우에는 한번 먹어본 후에 몸 상태를 살펴보고, 속이 좋지 않다고 판단이 되면 먹지 않는 것이 좋습니다.

오늘부터 올바른 물 섭취를 통해서 우리 몸에 가뭄이 오지 않게 만들어 주세요.

"이거 하나 바꿨더니 폭식·먹토 전부 나아졌어요"

왜 스트레스를 받으면 살이 빠지지 않는 걸까요? 일단 스트레스를 받으면 코르티솔이 나옵니다. 스트레스를 조금 받는다고 문제가 되는 것은 아닙니다. 문제가 될 때는 바로 스트레스를 과도하게 받았을 때입니다. 스트레스를 과도하게 받으면 코르티솔도 과도하게 분비됩니다. 그러면 인슐린 저항성이 생겨서 문제가 되는 것입니다.

그래서 우리는 스트레스 관리를 잘해야 합니다. 물론 인간이 살아가면서 조금의 스트레스를 받는 것은 오히려 좋습니다.

쥐를 대상으로 연구한 결과 조금의 스트레스를 받은 쥐는 심장 박동이나 혈액 순환 호르몬을 분비해 건강을 유지했다고 합니다. 즉, 약간의 스트레스는 우리가 건강한 활동을 하는 데에 좋은 영향을 줍니다.

하지만 만성 스트레스가 된다면 이야기가 달라집니다. 정말 스트레스를 심하게 받는다면 심장마비나 뇌졸중으로 갑자기 사망할 수도 있습니다. 이 외에도 심리적, 감정적 문제가 발생하고 신체적 문제로 이어집니다. 그래서 콜레스테롤 수치가 올라가고 당뇨, 고혈압 같은 질환이 생기기도 합니다. 불면증과 비만을 유발할 수도 있습니다.

현대 사회에서는 스트레스를 안 받는 것이 오히려 이상합니다. 왜냐하면 지금 우리가 회사, 가정, 인간관계에서 받는 스트레스는 인류가 원래 받던 스트레스가 아니기 때문입니다. 인류가 받던 스트레스는 사냥을 하면서 쫓고 쫓기는 정도의 스트레스였습니다.

당연히 현대 사회에서 우리는 스트레스가 심할 수밖에 없고 이것이 몸으로 나타나게 되는 것입니다. 다른 동물들도 스트레스를 받으면 죽거나 병에 걸립니다. 인간도 마찬가지입니다. 스트레스를 과하게 받으면 몸이 망가지게 됩니다.

그래서 우리는 스트레스 관리를 잘할 줄 알아야 합니다. 많은 사람들이 스트레스를 받으면 술 또는 유흥, 도박 같은 걸로 풉니다. 하지만 이것들을 한다고 과연 스트레스가 풀릴까요? 부정과 부정이 만나면 어떻게 될까요? 긍정이 될까요? 절대 그렇지 않습니다. 부정과 부정이 만나면 더 큰 부정으로 돌아오게 됩니다.

　사람들은 이런 것들을 하는 이유는 잠깐의 행복감 때문입니다. 하지만 다음 날은 어떤가요? 더 우울해지고 더 짜증 나게 됩니다. 그래서 우리는 이런 악순환으로 빠지는 방법을 택하는 것이 아니라 진정으로 스트레스에서 벗어날 수 있는 방법을 찾아야 합니다.

　먹는 걸로도 스트레스를 조절할 수 있습니다. 일단 녹색 채소를 먹으면 도파민이 형성되어서 스트레스를 낮출 수 있습니다. 특히 아스파라거스는 엽산이 많아서 우울증 감소에 좋습니다. 왜냐하면 엽산 결핍은 우울증을 유발할 수 있기 때문입니다.

　다음으로는 오메가 3입니다. 오메가 3는 이미 많은 사람들이 좋은 지방산이라는 것을 알고 있습니다. 오메가 3가 모든 방면에서 긍정적으로 작용하지만 스트레스 관리에 좋은 이유는 바로 스트레스 호르몬인 아드레날린과 코르티솔의 분비를 감소시키기 때문입니다.

　운동, 명상 등으로 생각을 돌리는 것들도 스트레스 관리에 도움이 됩니다. 그리고 무엇보다 아까 말한 웃기가 스트레스 관리에 좋습니다. 그냥 아무 이유 없이도 우리가 웃어야 하는 이유입니다. 웃는다면 얻는 것들이 어마어마하게 많이 있습니다.

앞서 나열한 방법으로 스트레스 관리를 해 보든가 아니면 나만의 방식으로 스트레스를 관리해 보세요.

그리고 될 수 있다면 환경 자체를 바꾸는 것이 좋습니다. 만약 회사에서 스트레스가 너무 심하다면 회사를 옮겨보는 것까지 생각해 봐야 합니다. 나를 위해서 돈을 버는 건데 내 몸이 상하면서까지 할 필요가 있을까요? 인간관계에서 스트레스를 많이 받는다면 전부 잘라내는 것도 하나의 방법입니다.

살면서 나를 사랑해 주는 사람들을 만나기도 바쁜데 굳이 그렇지 않은 사람들에게 시간을 써야 할 이유가 있을까요? 저는 그 시간을 차라리 마음이 맞고 나를 위해주는 사람들을 만나서 더 나은 삶으로 나아가게끔 하는 데 사용할 것 같습니다.

밥을 먹어도 배가 고픈 진짜 이유

당신은 무엇을 할 때 한 가지에 집중을 하나요? 아니면 여러 가지 일을 한꺼번에 하나요?

혹시 그거 아시나요? 사람의 뇌는 원래 멀티가 안 됩니다. 그래서 우리가 한 번에 여러 가지 일을 하려고 하면 이도 저도 아닌 게 되어버리는 것입니다. '나는 멀티가 돼.'라는 생각을 하실 수 있습니다 하지만 그건 일을 처리하는 속도가 빠른 것이지 멀티가 되는 것이 아닙니다.

컴퓨터 게임을 하면서 밥을 먹거나 전화를 하는 분들을 본 적이 있을 겁니다. 그때 과연 두 개 다에 집중을 하던가요? 그렇지 않습니다. 컴퓨터 게임에 더 집중하는 모습을 볼 수 있을 겁니다.

갑자기 이 이야기를 하는 이유는 우리가 식사를 할 때 식사만 하지 않기 때문입니다. 대부분의 사람들이 스마트폰이 생긴 이후로 유튜브, 넷플릭스를 보면서 식사를 하곤 합니다. 정말 좋지 않은 습관입니다. '이게 왜?'라고 생각하실 수 있습니다. 저도 알기 전까지는 별거 아닌 줄 알았습니다.

식사를 하면서 스마트폰을 보게 되면 스마트폰에 더 집중되기 때문에 우리 뇌는 식사를 안 했다고 판단하게 됩니다. 그래서 밥을 먹었는데도 얼마 안 있다가 또 배가 고파지고 간식을 찾게 됩니다.

지금 현대인들은 도파민에 중독된 삶을 살고 있습니다. 그래서 일단 한 가지에 집중하지 못합니다. 요즘에는 성인 ADHD도 정말 많이 있다고 합니다. 원인은 바로 스마트폰입니다. 조금이라도 지루한 틈을 참지 못합니다. 식사할 때도 지루함을 참지 못해 유튜브나 넷플릭스를 보게 되는 겁니다.

이해는 합니다. 인간은 혼자 무언가를 한 지 얼마 되지 않았습니다. 현대 사회에 들어서 혼밥 문화가 생긴 것이지 원래는 다 같이 식사하곤 했습니다. 그래서 외로움을 달래기 위해서 영상이라도 틀어놓고 무언가를 하는 것입니다.

이런 습관을 만들어 갈수록 점점 우리는 도파민에 중독이 되고 우울감을 더 느끼고 생활 습관이 망가질 것입니다. 분명 스마트폰으로 우리는 좋은 것을 많이 얻었습니다. 하지만 얻은 것이 있다면 잃는 것도 있는 법입니다. 그래서 잃지 않기 위해 더 나에게 관심을 주고 관리를 해줘야 합니다.

식사할 때 식사에 집중을 하려면 어떻게 해야 할까요? 실제 저희 수강생들이 하는 방법을 알려드리겠습니다.

첫 번째로 아까 말한 스마트폰은 절대 금지입니다. 그리고 먹기 전에 이 음식은 어떤 맛일까? 어디서 왔을까? 식감을 어떨까? 촉감은 어떨까? 냄새는 어떻지? 이런 것들을 하나씩 관찰해 보는 것입니다. 그렇게 하다 보면 지금까지 느껴보지 못했던 음식의 맛을 제대로 느낄 수 있을 겁니다. 포만감도 더 생기는 것을 느끼실 겁니다. 그리고 한 가지에 집중할 수 있는 능력이 생기실 겁니다.

이런 습관이 하나하나 쌓이게 된다면 나중에 엄청난 결과물로 나오게 됩니다. 복리처럼 쌓이기 때문입니다. 한 번의 큰 성공보다 작은 성공 여러 번이 더 빛나고 큰 결과를 만듭니다. 한 번의 큰 성공은 금방 무너질 가능성이 높습니다. 그러니 소금씩 꾸준히게 쌓아나가 보세요.

전 세계 사람들의
유행어

"운동할 시간이 없어요." 주변 사람들에게 제가 가장 많이 듣는 이야기입니다. 틀린 말은 아닙니다. 그렇다고 맞는 말도 아닙니다. 물론 현대 사회는 정말 바쁘게 돌아갑니다. 일단 직장인이라면 잦은 야근과 회식 때문에 시간이 없는 것은 사실입니다. 하지만 운동할 시간이 없는 것은 아닙니다.

그런 말에 저는 이렇게 대답합니다. "생활 속에서 운동을 만들어서 하세요." 그럼 또 이렇게 묻습니다. "생활 속에서 어떤 운동을 해야 하죠?" 이때 제가 알려드리는 방법이 있습니다.

예를 들면 이런 것입니다. 엘리베이터를 이용하지 않고 계단 이용하기 또는 출퇴근길에 2~3 정거장 전에 내려서 걸어가기 같은 것들입니다. 근력운동을 하고 싶다면 스쿼트를 한 번에 100개가 아니라 하루에 100개 하기 이런 식으로 목표를 잡고 하는 것입니다. 거기서 체력이 좋아지면 점점 개수를 늘려나가면 됩니다.

그런데 사람들이 오해하는 것이 있습니다. 헬스장에 가야지만 운동이 된다고 생각합니다. 전혀 그렇지 않습니다. 생활 속에서 운동을 짬짬이 해주는 것만으로도 우리 몸에 긍정적인 효과를 극대화할 수 있습니다. 물론 헬스장에 가서 근력운동을 하면 더 좋습니다. 여기서 제가 말씀드리고 싶은 것은 굳이 헬스장이 아니더라도 운동을 할 수 있다는 겁니다.

사실 운동을 해서 살을 빼는 것은 말이 안 됩니다. 다이어트에서 운동은 10% 정도밖에 차지하지 않습니다. 그럼에도 우리가 운동해야 하는 이유는 나이를 먹어도 건강하게 몸의 기능을 유지하기 위해서입니다. 만약 다 늙어서 휠체어를 타고 병원을 왔다 갔다 하는 몸이라면 삶이 즐겁지 않을 겁니다.

운동하는 것도 저축이라고 생각하시는 게 좋습니다. 지금 당장은 못 느끼더라도 나중에 나이를 먹으면 느낄 때가 분명히 올 것입니다.

그리고 어느 정도 운동을 해주면 인슐린 저항성도 개선할 수 있습니다. 자존감도 올라가게 됩니다. 정신과 의사들도 우울증 환자에게 운동을 처방해 줍니다. 이미 운동이 좋다는 사실은 다 아실 겁니다.

여기서 하나 알아두어야 할 점이 있습니다. 바로 운동에 강박이 생기면 안 됩니다. 그리고 징벌 운동은 절대 금물입니다. 징벌 운동이란 그 전날에 많이 먹었다고 공복에 무리하게 고강도로 운동을 하는 것입니다. 물론 마음은 편해질 수 있습니다. 하지만 우리 몸은 편해지지 않습니다. 오히려 점점 망가지게 됩니다. 그러니 전날 폭식을 하거나 안 좋은 음식을 먹었다고 해서 징벌식 운동을 하지 말고 차라리 오늘부터 다시 시작이라고 생각하고 원래 패턴으로 돌아오면 됩니다.

오늘부터는 시간 없다는 핑계는 잠깐 접어두고 생활 속에서 운동을 만들어서 해 보세요. 현대 사회에서 운동은 선택이 아니라 필수입니다.

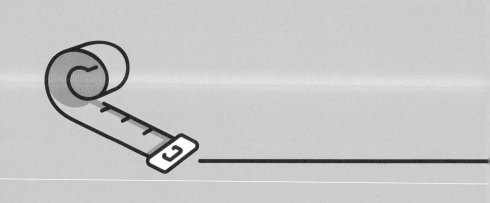

PART 6

먹어도 안 찌는 체질
만드는 방법

이것만 알아도 -3kg 더 빠집니다

하루에 음식을 몇 번 섭취하시나요? 대부분 사람들은 아침, 점심, 저녁을 먹고 간식까지 챙겨 먹습니다. 당연히 살이 찔 수밖에 없습니다. 사람들은 세끼를 먹어야 건강하다고 생각합니다. 의사나 보디빌더들도 방송에서 실제로 그렇게 이야기합니다.

그리고 현대인들은 잠들기 전까지 먹습니다. 밥을 먹으면 빵이나 떡 또는 과일 같은 디저트를 꼭 챙겨 먹습니다. 어떻게 보면 이게 하나의 문화가 된 거 같습니다.

한번 생각해 보세요. 내가 하루에 얼마나 자주 먹는지, 아마 쉬지 않고 먹을 겁니다. 쉬지 않고 먹는다면 우리 몸은 계속 소화를 시키고 여러 가지 대사 작용을 하면서 일을 하게 됩니다. 그럼 우리 몸은 어떻게 될까요?

만약 당신이 쉬지 않고 매일 아침부터 밤늦게 야근까지 한다면 어떻게 될까요? 좀비가 될 겁니다.

쉬지 않고 계속 먹는다면 우리 몸은 점점 지치게 되고 망가지게 됩니다. 결국 제대로 된 대사 작용이 일어나지 않고 살이 찌고 병에 걸리게 되는 겁니다. 그래서 우리 몸에도 쉬는 시간을 주어야지 열심히 일을 할 수 있는 동기가 생기는 겁니다.

인간은 원래 세끼를 먹는 동물이 아니었습니다. 원래는 세끼도 잘 챙겨 먹지 못했습니다. 지금은 많이 발전해서 세끼를 풍요롭게 먹을 수 있는 겁니다. 그러면 과연 세끼를 챙겨 먹지 못했던 원시시대에는 대사증후군 당뇨, 비만 같은 질환들이 있었을까요? 전혀 없었을 겁니다. 물론 다른 질병들로 죽은 사람은 많지만 대사증후군으로 죽은 사람은 없을 겁니다.

지금 우리의 평균 수명이 올라간 것은 인간이 건강해져서가 아닙니다. 단순히 의학 기술이 발전해서 수명이 올라간 것입니다. 아마 지금이 원시시대보다 훨씬 건강이 안 좋은 사람이 많을 겁니다.

특히 대한민국은 더 심할 겁니다. 미국은 의료보험이 잘 되어 있지 않아서 어렸을 때부터 본인의 몸을 관리하고 공부하기도 합니다. 하지만 우리나라는 의료보험이 너무 잘되어 있어서 아프면 그냥 병원을 가면 그만입니다.

그런데 과연 병원을 자주 가는 것이 좋을까요? 약을 자주 먹는 것이 몸에 좋을까요? 우리가 먹는 약도 화학성분입니다. 당연히 좋지 않습니다. 병원을 가도 의사들은 치료할 수 있는 방법을 알려주지 애초에 아프지 않은 방법은 알려주지 않습니다. 아픈 사람이 없어지면 병원이나 제약 회사는 망하게 됩니다.

결론은 세끼를 꼭 챙겨 먹을 필요는 없다는 겁니다. 일단 식사를 자주 하다 보면 인슐린이 자주 분비됩니다. 아까 이야기했듯이 인슐린을 낮게 유지해야 살이 빠집니다. 하지만 잦은 빈도수로 음식을 먹는다면 인슐린이 안정적으로 유지되지 않습니다.

그럼 인슐린을 안정적으로 만들려면 어떻게 해야 할까요? 가장 좋은 방법은 음식을 섭취하지 않는 것입니다. 제가 추천해 드리는 방법은 바로 간헐적 단식입니다.

우리 몸은 어느 정도의 공복 시간을 가지고 있어야 건강해집니다. 공복 시간을 길게 가져가다 보면 우리 몸에서 오토파지라는 청소부가 나옵니다. 오토파지는 망가진 세포들을 청소하는 역할을 합니다. 그래서 우리 몸을 건강하게 만들어 줍니다.

종종 간헐적 단식은 안 좋은 것이라고 말씀하시는 분들이 있습니다. 물론 올바르지 못하게 간헐적 단식을 하면 좋지 않습니다. 여기서 꼭 알아야 할 점은 굶는 것과 단식의 차이입니다. 굶는 것은 먹을 시간을 정해놓지 않고 무조건 먹지 않는 것입니다. 반면 단식은 식사할 시간을 정해놓고 먹지 않는 것입니다.

가장 큰 차이는 바로 스트레스입니다. 단식을 하면 우리 몸은 건강한 스트레스를 받지만 굶는 건 언제 먹을지 모르기 때문에 생명을 유지하기 위해서 엄청난 스트레스를 받습니다. 그래서 굶으면 우리 몸은 기아 모드가 되는 것입니다. 기아 모드가 되면 우리 몸은 에너지를 아끼기 위해 대사를 낮춰버립니다. 그래서 굶거나 저칼로리 다이어트가 좋지 않은 것입니다.

대부분의 사람들은 간헐적 단식을 하는 것이 아니라 간헐적 폭식을 하고 있습니다. 다이어트 상담을 하면서 많은 사람들의 이야기를 듣습니다. 어떤 분은 간헐적 단식을 하고 있다고 해서 어떻게 하시냐고 여쭤봤습니다. 그런데 이게 무슨 일인가요? 18시간 공복을 유지하고 한 끼 먹고 싶은 것을 배부를 때까지 먹는다고 합니다. 이게 과연 간헐적 단식이 맞는 걸까요? 하지만 중요한 것은 이렇게 하시는 분들이 정말 많다는 겁니다. TV에서 실제로 연예인들이 이렇게 하는 모습이 많이 나오기도 합니다.

간헐적 단식도 누군가를 따라 하는 것이 아니라 나에게 맞춰서 해야 합니다. 지금까지 내가 공복 시간을 얼마나 가져왔는지, 몇 끼를 먹었는지, 배고픔을 자주 느끼는지 등 나의 몸 상태를 잘 알고 나서 진행해야 합니다. 이런 것들을 생각하지 않고 무턱대고 해버리면 결국 요요가 오게 되고 살이 안 빠지며 건강을 잃게 됩니다.

그럼 어떻게 해야 나에게 맞게끔 할 수 있을까요? 일단 내 상태가 어떤지부터 파악해야 합니다. 무조건 16시간, 18시간 단식을 할 필요는 없습니다. 만약 공복 시간을 아직 참기 어렵다면 12시간부터 시작해도 좋습니다. 단식 체력이 점점 좋아진다면 그때 1시간씩 늘려나가면 됩니다.

여성들은 생리 일주일 전에는 하지 않는 것이 좋습니다. 만약 할 거라면 생리 시작 3일 후부터 진행하는 것이 좋습니다. 여성은 남성과 다르게 생체시계가 하나 더 있기 때문에 호르몬의 변화가 완전히 다르게 일어납니다. 그래서 생리 전에 단식을 하면 오히려 건강에 해로울 수 있습니다.

그리고 간헐적 단식은 말 그대로 간헐적으로 하는 것입니다. 정답은 없습니다. 만약 16시간 18시간 공복을 꼭 유지해야 하는 거라면 이름 자체가 간헐적 단식이 아니었을 겁니다.

절대 무리해서 할 필요는 없습니다. 어떤 것에든 단계가 존재하는 법입니다. 평생 가져온 습관을 한 번에 바꾸려고 하면 당연히 힘들고 탈이 날 수밖에 없습니다. 그러니 천천히 조금씩 바꿔 나가보세요. 한 번에 이룬 성공보다 쌓이고 쌓여 이루어낸 성공을 더 오래 지속할 수 있습니다.

어느 정도 단식 체력이 길러진다면 진짜 단식에도 도전을 해 보세요. 사실상 24시간은 지나야 단식의 효과를 제대로 볼 수 있기는 합니다. 그때는 24시간 36시간까지 천천히 늘려나가 보는 겁니다.

장기 단식 후에는 주의할 것이 하나 있습니다. 바로 단식 후 첫 식사입니다. 단식 후 첫 식사는 보식을 해주어야 합니다. 왜냐하면 장시간 음식을 섭취하지 않아서 소화기관이 놀랄 수 있습니다. 그래서 소화가 잘 안 되거나 자극적인 양념이 들어간 음식은 피하는 것이 좋습니다. 그리고 설탕, 밀가루, 나쁜 기름, 튀김은 꼭 피해야 합니다.

그럼 어떤 음식을 먹는 게 좋을까요?

• 보식 메뉴 추천 예시

수육, 보쌈

다양한 국밥

닭백숙, 오리백숙, 삼계탕

생선구이, 생선찜

황탯국, 북엇국

달갈찜

만약 국물과 함께 섭취할 경우에는 탄수화물 섭취를 하지 않습니다. 국물과 함께 탄수화물을 먹으면 혈당과 인슐린을 더 빠르게 올리고 소화기관에도 좋지 않습니다. 그리고 단식 후 바로 먹을 수 있게 장을 미리 봐두는 것이 좋습니다. 미리 먹을 음식을 계획해 두지 않는다면 다른 음식을 먹을 가능성이 높아지기 때문입니다. 그러니 보식 메뉴를 미리 정해놓고 미리 장을 봐두세요.

사실상 단식은 돈도 안 들고 정해진 방법도 없습니다. 그냥 시간을 정해놓고 안 먹으면 됩니다. 그래서 누구나 할 수 있습니다. 어찌 보면 최고의 가성비 다이어트죠.

단식을 할 때 이런 질문들을 많이 받습니다. "물도 먹으면 안 되나요?" 물은 마셔도 됩니다. 물을 마셔도 단식이 깨지지 않습니다. 그런데 물을 너무 많이 마시면 우리 몸에 염분이 빠져나가서 허기가 지고 어지러움이 생길 수 있습니다. 그럴 때는 소금물을 먹어 주면 됩니다. 그럼 얼마 있지 않아서 배고픔과 어지럼증이 사라지게 됩니다. 만약 그래도 안 괜찮아진다면 식사를 해주는 것이 좋습니다.

사실 가장 쉬운 방법이 있습니다. 바로 해가 떠 있을 때 먹고 해가 지면 안 먹는 겁니다. 원시시대 때는 사실 이게 당연했습니다. 밤이 되면 빛이 없으니 사냥도 못 하고 식량이 어디 있는지도 보이지 않았을 겁니다. 그래서 자연스럽게 해가 떠 있을 때 먹고 해가 지면 안 먹었을 겁니다.

그렇다고 해서 해가 떠 있을 때 계속 먹으라는 이야기는 아닙니다. 해가 떠 있을 때 한 끼에서 두 끼 정도로 나눠서 드시라는 이야기입니다. 이런 경우에만 세끼를 드세요. 원래 세끼를 먹어와서 갑자기 바꾸기가 힘든 경우에는 처음에 세끼로 시작해서 점점 끼니 빈도를 줄이는 방식으로 해주시면 됩니다.

그리고 만약 오늘 내가 정말 케이크 같은 음식을 안 먹으면 입이 터질 거 같은 느낌을 받는다면 간식으로 먹는 것이 아니라 식사에 함께 먹는 것이 좋습니다. 당연히 안 먹는 게 가장 좋지만 먹을 거라면 식사에 같이 먹는 겁니다.

식사를 하고 간식을 또 챙겨 먹으면 인슐린이 또 분비됩니다. 그럼 인슐린이 과다 분비되고 파업을 신청하게 되어서 인슐린 노조가 만들어집니다. 한마디로 인슐린 저항성이 온다는 겁니다. 사실 처음에는 간식과 야식만 없애고 영양소 든든한 식사를 해주는 것만으로도 반은 성공입니다.

아마 이 책을 보시는 분들 중에 어쩔 수 없이 저녁 늦게 식사하셔야 하는 분들이 있을 겁니다. 물론 자기 전에 무언가를 먹는 것은 좋지 않습니다. 저녁 늦게 먹게 되면 우리 몸이 일을 하기 때문의 일주기 리듬이 망가져 질 좋은 수면을 하기가 어렵습니다. 그리고 먹고 바로 누우면 역류성 식도염에 걸릴 수도 있습니다.

저도 트레이너 시절에 수업을 오전 6시부터 저녁 12시까지 할 때 밤늦게 밥을 먹었습니다. 그때 역류성 식도염과 만성 위염에 걸려서 지금까지 고생을 하고 있습니다. 물론 저녁 늦게 먹은 것뿐만 아니라 그때는 닭고야만 먹던 시절이라 하루에 4~5끼를 먹었습니다. 그래서 이런 질환들에 쉽게 걸리게 되었습니다. 이 책을 쓰게 된 이유도 많은 사람들이 저와 같은 실수를 겪지 않았으면 해서입니다.

그래서 제가 드리고 싶은 말은 정말 배가 고픈 게 아니라면 잠자기 전에는 먹지 않은 게 좋습니다. 웬만하면 낮에 해결하는 게 좋고 만약 저녁 늦게 먹어야 하는 상황이라면 사골 국물 같은 것을 먹는 게 좋습니다.

그리고 대부분의 사람들이 아침을 무조건 먹는 게 좋다고 생각합니다. 방송에서도 "아침을 먹어야 머리가 잘 돌아간다.", "아침을 먹어야 살이 안 찐다."와 같은 이야기를 합니다. 하지만 아침을 먹어야 무조건 건강한 것은 아닙니다. 저는 오히려 아침을 안 먹는 것을 권합니다.

아침에 일어나면 우리 몸은 새벽 현상으로 인해 혈당이 오릅니다. 그래서 아침에 배가 고프지 않은 경우가 더 많습니다. 그리고 사실 아침을 먹는다고 해서 저녁에 덜 먹는다? 절대 그렇지 않습니다. 어차피 많이 먹을 사람은 아침이든 저녁이든 많이 먹습니다.

굳이 배가 고프지 않은 상태인데 억지로 아침을 챙겨 먹을 필요는 없습니다. 차라리 점심과 저녁을 든든하게 먹는 것을 추천해 드립니다. 여기서 든든하다는 것은 영양소가 풍부하다는 뜻입니다.

만약 억지로 아침을 챙겨 먹는 중이었다면 공복 시간을 조금 더 가지고 차라리 점심을 첫 끼로 먹는 것을 추천해 드립니다. 아침을 먹는 게 나쁘다는 것은 아닙니다. 굳이 배고프지 않은데 먹을 필요는 없다는 겁니다. 만약 아침에 배가 고프다면 그때 먹는 것이 맞습니다. 나에게 맞는 식사 시간을 정해서 먹는 것이 가장 좋습니다.

공복 시간을 가지는 것이 처음에는 낯설고 힘들 수도 있습니다. 하지만 정말 2주만 한다면 몸이 적응한다는 것을 느낄 것입니다. 무엇보다 몸이 가볍고 컨디션이 좋아지는 느낌을 받으실 겁니다.

오늘부터 식사 빈도수를 줄이고 나에게 맞는 식사 시간을 설정해서 먹어보세요. 사실 간식과 야식만 끊어도 반 이상은 성공이라고 볼 수 있습니다.

요즘 누가 식단 먹으면서 살 빼요?

지금까지 여러분은 다이어트를 할 때 어떤 음식을 드셨나요? 다이어트에 좋다는 음식을 찾아드시지 않으셨나요? 그것도 너무 좋습니다. 하지만 그 전에 먼저 해야 할 숙제가 있습니다.

바로 안 좋은 것을 안 먹는 것부터 해야 합니다. 왜냐하면 아무리 좋은 음식을 먹어도 안 좋은 음식을 먹으면 무용지물이기 때문입니다. 차가운 음식을 먹어서 감기에 걸려서 약을 먹었는데 또 차가운 음식을 먹는 거나 마찬가지입니다.

그럼 안 좋은 음식은 과연 무엇일까요? 칼로리가 높은 음식이 안 좋은 음식일까요? 전혀 그렇지 않습니다. 우리 몸의 대사와 호르몬을 망가뜨리는 것은 칼로리가 높은 음식이 아닙니다.

그럼 어떤 음식을 먹으면 안 될까요?

제가 기준점을 알려드리겠습니다. 이 음식이 자연에서 왔는지 공장에서 왔는지부터 생각해 보면 됩니다. 그리고 좋은 칼로리의 음식인지 나쁜 칼로리의 음식인지 생각해보면 됩니다.

만약 공장에서 나온 거라면 피하는 것이 좋습니다. 공장에서 나온 식품은 대부분 유통기한이 깁니다. 방부제 같은 화학성분이 들어갔기 때문입니다. 사실상 우리 몸을 병들게 하고 살을 찌우는 것은 칼로리가 아니라 이런 안 좋은 성분들입니다. 그런데 사람들은 반대로 생각하고 있습니다.

현재 대부분의 다이어트에는 오류가 많습니다. 비만의 원인은 인슐린 저항성인데 칼로리를 줄여서 살을 빼는 것에만 초점을 맞추고 있습니다. 그래서 다이어트에 실패하는 것입니다. 예를 들면 이것과 마찬가지입니다. 바이러스에 감염이 되어서 열이 나는데 열만 낮추려고 해열제를 먹는 것입니다. 그럼 어떤 결과로 이어질까요? 바이러스는 없어지지 않고 우리 몸은 더 아프고 망가지게 될 것입니다. 그래서 우리가 봐야 할 것은 문제의 원인 즉 본질이 무엇인지를 봐야 한다는 것입니다.

어떤 것들을 피해야 대사 체계와 호르몬이 건강해질 수 있는지 알려드리겠습니다.

우리가 가장 먼저 피해야 할 첫 번째 음식은 바로 정제 탄수화물입니다. 면, 빵, 떡 등 정제가 된 탄수화물은 혈당을 보다 빠르게 올리고 인슐린 분비도 더 많아집니다. 밀가루의 경우에는 글루텐이라는 단백질 성분으로 구성되어 있습니다. 글루텐을 먹게 되면 우리 몸에 조눌린이라는 물질이 만들어집니다. 이는 장 내벽을 흐물흐물하게 만듭니다. 쉽게 설명하자면 장 내벽의 문지기가 일을 못 하게 되는 겁니다. 그럼 어떤 일이 생길까요?

바로 좋은 물질 안 좋은 물질을 구분하지 못하고 걸러져야 할 안 좋은 물질들도 장 내부에 침투하게 됩니다. 이런 물질들은 장에서 염증을 유발하게 됩니다. 우리 몸은 염증이 많아지면 인슐린 저항성이 생기기 때문에 또 살이 빠지지 않는 체질이 됩니다. 즉 밀가루가 혈당을 빠르게 올리는 이유도 있지만 장을 망가뜨리는 이유도 있기 때문에 먹지 말라고 하는 것입니다.

두 번째로 피해야 할 것은 설탕입니다. 설탕은 단순히 달아서 살이 찌는 것이 아닙니다. 설탕은 과당입니다. 과당은 포도당과 다르게 흡수가 됩니다. 포도당은 혈관에 들어가 혈당으로 흡수되지만 과당은 곧바로 간으로 저장이 됩니다.

문제는 여기서부터입니다. 간은 저장할 수 있는 글리코겐이 적습니다.

그래서 과당을 전부 저장할 수가 없습니다. 남은 과당은 간 주변에 체지방으로 저장됩니다. 그게 바로 지방간입니다.

그리고 설탕은 술이나 다름이 없습니다. 왜냐하면 간으로 바로 가서 간에 부담을 주기 때문입니다. 그래서 술을 먹지 않아도 요즘에 비알코올성 지방간이 많이 생기는 겁니다.

이렇게 간에 부담을 주게 된다면 어떤 일이 생길까요? 바로 간에 염증이 생기고 과부하가 걸리게 됩니다. 그럼 인슐린 저항성이 생기고 여러 가지 대사 문제가 생기게 됩니다. 그래서 설탕이 좋지 않게 작용하는 겁니다.

지금의 현대인들은 과당을 지나치도록 많이 섭취합니다. 요즘 탕후루가 유행입니다. 과일도 과당인데 거기에 설탕까지 코팅이 되어있으니 아이들이 지방간과 당뇨에 걸릴 수밖에 없습니다. 사실 저는 이걸 먹이는 부모들이 이해가 가지 않습니다. 요즘 우리나라 20대 미만에서 당뇨와 지방간이 많이 늘어나고 있다고 합니다. 그런 아이들이 나중에 성인이 되면 병원을 다니며 약을 먹고 치료를 받으러 다니는 모습을 상상하니 벌써 속상합니다. 그래서 미리 부모님들도 공부를 해서 아이들의 건강관리를 신경 써줘야 한다고 생각합니다.

세 번째는 나쁜 지방입니다. 아까 지방을 먹어야 한다고 했지만 먹지 말아야 할 지방도 있습니다. 바로 오메가 6 비율이 높은 지방과 트랜스 지방입니다.

오메가 3, 오메가 6는 많이 들어보셨을 겁니다. 우리 몸에 필요한 필수 지방산입니다. 오메가 3는 따로 챙겨 먹기도 합니다. 두 지방이 하는 일을 살펴보면 일단 오메가 3는 항염 작용을 합니다. 항염이란 염증을 없애는 역할을 한다는 겁니다. 그리고 혈액 순환을 돕고 뇌세포를 구성하고 혈전 생성을 방해합니다. 우리 몸에 아주 이로운 역할을 하는 지방입니다. 반대로 오메가 6는 염증, 혈전을 만들며 혈관을 손상시킵니다.

이렇게 생각하시는 분들이 계실 겁니다. '그럼 오메가 3를 더 많이 먹어서 염증을 없애면 되는 거 아니야?' 하지만 오메가 6가 오메가 3의 흡수를 방해합니다. 오메가 6가 과잉이 되면 아무리 오메가 3를 많이 먹어도 흡수가 되지 않습니다. 그래서 오메가 3를 섭취하기 전에 오메가 6의 섭취 비율을 낮추는 것이 우선입니다.

그럼 오메가 6와 트랜스 지방 비율이 높은 식품은 어떤 것이 있을까요? 먼저 작은 씨앗에서 추출되는 식물성 기름입니다. 식용유, 카놀라유, 홍화씨유, 해바라기씨유, 면실유, 유채씨유, 포도씨유 등이 있습니다. 일단 이런 기름이 집에 있다면 지금 당장 쓰레기통에 버리세요. 우리 몸을 가장 망치는 것들입니다.

다음으로는 마가린입니다. 마가린과 버터를 헷갈리는 분이 있습니다. 육안으로 봤을 때는 비슷하게 생겨서 헷갈릴 수도 있습니다. 그리고 시중에는 이름만 버터이고 사실은 마가린을 파는 제품도 있습니다.

마가린과 버터의 차이점은 무엇일까요? 일단 버터는 우유가 주성분입니다. 마가린은 앞서 나열한 건강하지 않은 식물성 기름이 주성분입니다. 아마 이것만 들어도 왜 마가린과 버터를 잘 구분해서 먹어야 하는지 아실 겁니다.

그리고 영양 성분표를 잘 확인해야 합니다. 버터도 가공 버터가 있고 자연 버터가 있기 때문입니다. 버터를 고를 때 유크림이 99% 또는 100%가 적혀있는 것을 구매하면 됩니다. 그렇지 않은 것은 가공 버터일 가능성이 높습니다. 그러니 버터를 구매할 때 칼로리만 보지 말고 무엇이 얼마나 들어갔는지 먼저 확인하세요.

그럼 우리가 먹어도 되는 기름은 어떤 것이 있을까요? 바로 엑스트라 버진 올리브유, 코코넛 오일, 아보카도유, MCT오일 등이 있습니다. 이런 것들을 잘 알아두고 오늘부터는 안 좋은 기름은 모두 버리고 좋은 기름으로 바꿔보세요.

대부분 사람들이 식용유를 사용하는 이유는 싸기 때문입니다. 하지만 우리 몸에 싸구려를 계속 넣으실 건가요? 만약 당신이 가장 아끼는 물건에 누군가 똥을 싸놓는다면 기분이 어떨까요? 엄청 화가 날 겁니다. 우리 몸도 그만큼 사랑하고 아껴주세요. 이왕 먹을 거 좋은 것으로 먹어서 우리 몸이 화나지 않게 만들어 주세요.

그리고 영양 성분표를 볼 때 앞서 알려드린 나쁜 기름으로 만든 마요네즈, 소스, 통조림과 식물성 유지, 경화유, 에스테르화유라고 적혀있는 식품은 그 자리에 바로 내려놓으세요. 지금까지는 칼로리, 당, 단백질, 포화지방 이런 것만 봐왔다면 이제부터는 어떤 것이 들어가 있는지 먼저 확인해 주세요.

마지막 네 번째로 피해야 할 음식은 바로 튀김입니다. 건강한 기름으로 튀겨도 문제가 됩니다. 왜냐하면 고온에 튀겨지면 바로 트랜스 지방과 오메가 6의 비율이 높아지기 때문입니다. 그리고 밀가루를 튀긴다면 최악 중에 최악이 되는 겁니다. 그게 바로 라면입니다.

최근에 많은 다이어트 유튜버들이 라면을 먹어도 살이 안 찐다고 먹어도 괜찮다고 합니다. 이게 바로 칼로리에만 초점을 맞춰서 그렇습니다. 라면에는 안 좋은 것들을 싹 다 모아놨습니다. 사람들은 나트륨이 문제가 되는 줄 알고 있습니다. 하지만 나트륨은 아무 죄가 없습니다. 나트륨은 우리 몸에 정말 필요합니다. 그리고 살을 찌우지도 않습니다. 라면이 문제가 되는 이유는 튀긴 면과 바로 MSG 때문입니다. 그러니 대사 질환이 개선되지 않아 살도 안 빠지고 결국 매번 다이어트가 제자리가 되는 것입니다.

지금 알려드린 4가지 정제 탄수화물, 설탕, 나쁜 기름, 튀김만 피해도 우리 몸의 대사가 건강해질 수 있습니다. 일단 이 4가지를 끊거나 줄이는 것부터 시작해 보세요.

"그럼 어떤 거 먹어야 하는데요?"라고 하시는 게 여기까지 들리네요. 그래서 지금부터 어떤 음식을 먹어야 할지 알려드리겠습니다.

여기서 먼저 알아두셔야 할 점은 아무리 좋은 음식이어도 나에게 맞지 않는 음식일 수 있습니다. 그 음식을 먹고 컨디션이 안 좋다면 그 음식은 안 먹는 것이 좋습니다. 그래서 누군가가 좋다고 하는 것을 따라 먹으면 좋지 않은 것입니다.

탄수화물의 경우에는 백미, 현미, 감자, 고구마 모두 좋습니다. 여기서 본인에게 맞는 것을 골라서 먹으면 됩니다.

단백질의 경우에는 달걀, 목초로 사육한 육류, 발효된 콩, 두부, 수은 함량이 낮은 생선 등이 좋습니다. 저는 닭가슴살은 추천하지 않습니다. 일단 맛도 없고 영양소도 풍부하지 않습니다. 닭가슴살보다는 지방이 붙어있는 육류를 선택해서 드시는 것이 좋습니다. 지방의 중요성에 대해서는 이미 설명해 드렸으니 넘어가겠습니다.

지방은 아까 말한 건강한 오일과 버터 또는 기 버터와 육류와 생선에 붙어있는 지방을 섭취해 주는 것이 좋습니다. 그리고 참기름과 들기름은 먹어도 되는지가 궁금하실 겁니다. 참기름 들기름 드셔도 됩니다. 단 냉압착이 된 것을 먹으면 됩니다. 냉압착이란 열을 가하지 않고 압력으로 짜낸 것을 말합니다. 냉압착이 되지 않았다면 먹지 않는 것이 좋습니다.

그리고 오늘부터는 집에서 해 먹는 습관을 들여보세요. 사실 그게 가장 좋습니다. 배달을 시키거나 외식을 하면 무엇이 들어갔는지 모르기 때문입니다. 우리가 직접 음식을 만들어야 건강한 재료를 써서 우리 몸에 좋은 음식을 만들 수 있습니다.

먹어도 살 안찌는 음식

피해야 하는 음식

숨겨진
자연식의 비밀

저는 수강생들에게 "과일은 먹어도 되나요?"라는 질문을 정말 많이 받습니다. 하지만 과일은 좋다고 볼 수 없습니다. 사실 과일이나 설탕이나 다를 바가 없기 때문입니다. 저는 개인적으로 과일은 안 먹는 것이 좋다고 생각합니다.

사람들이 과일은 건강하다고 생각하는 이유는 바로 자연식품이기 때문입니다. 물론 제가 공장에서 나온 건지 자연에서 온 건지 생각하라고 했습니다. 하지만 예외도 있습니다. 자연에서 왔다고 무조건 좋은 것은 아닙니다.

우리가 흔히 알고 있는 코카인, 대마초 같은 마약들도 식물들로 만들어집니다. 코카인은 코카잎으로 만들고 대마초는 대마잎으로 만듭니다. 그래서 무조건 자연에서 나왔다고 무조건 좋다고 할 수는 없는 것입니다.

과일도 마찬가지입니다. 과당이기 때문에 과하게 먹으면 설탕과 다름 없이 대사가 되기 때문에 좋지만은 않다는 것입니다. 특히 현재 대사 질환이 있다면 안 드시는 게 좋습니다. 이미 간에 무리가 와 있는 상태이기 때문입니다.

만약 과일을 절대 포기할 수 없다면 베리류의 과일을 드시는 것이 좋습니다. 이때도 딸기는 제외하는 것이 좋습니다. 왜냐하면 지금의 딸기는 너무 당도가 높기 때문입니다. 그리고 현대의 과일은 DNA를 조작해서 당도를 더 높였기 때문에 좋지 않습니다. 제 생각엔 이미 조작을 해서 만들었기 때문에 인공 식품이라는 생각이 듭니다.

사실 원래 과일은 그렇게 달지 않았습니다. 하지만 지금의 과일은 설탕 못지않게 엄청나게 답니다. 그러니 과일은 피해주시고 대사가 건강해졌을 때도 너무 자주 많이 먹기보다는 적당량 섭취해 주는 것이 좋습니다.

아직도 칼로리 따지면서 드시나요?

사실 양은 정답을 내려드릴 수가 없습니다. 왜냐하면 개개인마다 먹어야 하는 양이 다르기 때문입니다. 하지만 당신이 이 책을 보고 있는 이유는 그것을 알고 싶기 때문일 겁니다. 그래서 기준을 잡아드리겠습니다.

일단 탄수화물을 얼마나 먹어야 하는지부터 알려드리겠습니다. 탄수화물의 경우에는 2가지로 나뉩니다. 첫 번째 탄수화물 중독인 경우입니다. 탄수화물 중독인 경우에는 순 탄수화물 기준으로 100~150g 정도 섭취해 줍니다. 그리고 적응이 되면 점점 더 줄여나가면 됩니다. 순 탄수화물이란 총 탄수화물 양에서 당알코올과 식이섬유를 뺀 것을 뜻합니다.

사실 대부분 탄수화물에 중독되었기보다는 빵, 과자 등 이런 식품에 중독된 것입니다. 잘 생각해 보면 밥, 감자, 고구마에 중독되었다는 사람을

본 적이 있으신가요? 아마 본 적이 없으실 겁니다. 하지만 설탕과 MSG가 들어간 빵, 과자에 중독된 사람은 많이 보셨을 겁니다.

그래서 이런 독 같은 식품을 점점 줄이다 보면 담배 끊듯이 점점 생각 나지 않을 것입니다. 한 번에 줄이는 것보다 조금씩 줄여나가는 것이 좋 습니다. 한 번에 끊어버리면 담배처럼 금빵 현상이 올 수 있습니다.

다음으로는 탄수화물을 먹지 않아도 괜찮으신 분들은 35~100g 사이에 서 본인에게 맞는 양을 찾아서 먹는 것이 좋습니다. 여성들은 50~100g 사 이로 먹는 것이 좋습니다. 왜냐하면 여성호르몬을 전환하고 만드는 과정 에서 적당한 탄수화물이 필요하기 때문입니다. 그래서 너무 적게 먹으면 오히려 살이 안 빠지고 생리불순으로 이어질 수 있습니다.

그리고 다이어트를 할 때 탄수화물을 많이 섭취하면 배고픔을 더 느끼 게 됩니다. 혈당이 롤러코스터가 되어서 저혈당처럼 느껴지기 때문에 탄 수화물이 더 당기게 되는 것입니다.

인류가 탄수화물을 먹게 된 지는 사실 얼마 되지 않았습니다. 4,000만 년 중 1만 년밖에 되지 않았습니다. 그렇다는 건 3,999만 년 동안은 탄수 화물을 먹지 않았다는 것입니다. 인류가 갑자기 탄수화물을 먹은 이유는 1만 년 전에 빙하기가 종료되었기 때문입니다. 그래서 농사를 지을 수 있게 되었습니다.

농사를 짓기 전인 구석기 때 인류는 사냥과 채집을 통해서 먹을 것을 얻었습니다. 야생동물과 야생에서 자란 식물을 먹었다고 합니다. 그러니 당시에는 탄수화물이 아닌 단백질과 지방을 주로 먹었을 것입니다. 그래서 우리 몸은 탄수화물을 먹는 시스템으로 이루어져 있지 않습니다. 우리 몸에 탄수화물이 필수적이지 않은 이유입니다.

그리고 간에서는 포도당신생합성을 통해 포도당을 만들어 냅니다. 그래서 굳이 탄수화물을 먹지 않더라도 혈당을 안정적으로 유지할 수 있습니다.

혹시 필수 탄수화물과 필수 포도당이란 말을 들어보셨나요? 아마 못 들어보셨을 겁니다. 왜냐하면 없으니까요. 그런데 필수 지방산, 필수 아미노산은 들어보셨을 겁니다. 왜 이런 것들은 필수일까요? 바로 우리가 섭취하지 않으면 몸에 문제가 되기 때문입니다.

우리 몸에는 포도당이 없어도 에너지를 낼 수 있는 것이 있습니다. 바로 지방입니다. 하지만 사람들은 지방을 에너지원으로 사용할 생각을 하지 않습니다. 무조건 밥을 먹어야 힘이 난다고 생각합니다.

사람들이 이처럼 탄수화물을 꼭 먹어야 한다고 생각하는 이유는 여러가지 마케팅과 많은 가스라이팅이 있었기 때문입니다. 북극의 이누이트족이나 아프리카 마사이족은 탄수화물을 거의 섭취하지 않습니다. 그런데 아무 문제 없이 건강하게 살아갑니다. 오히려 탄수화물을 많이 섭취하는 우리나라 사람들보다 더 건강합니다.

이런 것을 보면 굳이 탄수화물을 먹을 필요가 없다는 것이 확인됩니다. 하지만 먹지 말라는 것이 아닙니다. 제가 말씀드리고 싶은 건 탄수화물을 먹지 않아도 크게 문제 되는 것이 없다는 겁니다. 과하게 먹으면 문제가 된다는 겁니다.

그래서 결국 우리는 탄수화물의 빈도, 양, 종류를 점점 바꾸고 줄여나가야 하는 것입니다.

다음은 단백질입니다. 단백질에 대한 오해를 가지고 계신 분들이 많이 있습니다. "단백질은 많이 먹어도 돼.", "단백질은 살 안 쪄." 이런 이야기 한 번쯤 들어보셨을 겁니다. 과연 단백질은 살이 안 찔까요? 아까도 말했다시피 단백질은 탄수화물 다음으로 인슐린을 자극하는 영양소입니다. 그래서 결론적으로 말씀드리자면 단백질도 살이 찝니다.

중요한 점은 사실 단백질은 양보다 우리 몸에서 얼마나 잘 흡수하냐가 더 중요합니다. 단백질은 흡수되지 않으면 전부 변으로 배출되기 때문입니다. 그래서 우리가 아무리 많이 먹어도 도움이 되지 않는 것입니다. 그럼 결국 인슐린 분비만 늘리고 우리 몸에 쓰지 못하고 배출이 되기만 합니다.

그럼 단백질 흡수율을 좋게 만들려면 어떻게 해야 할까요? 바로 소장에 있는 융모를 건강하게 만들어야 합니다. 융모를 건강하게 만들려면 어떻게 해야 할까요? 건강하게 먹으면 융모는 건강해집니다. 정말 간단하죠? 그래서 패스트푸드 같은 음식을 먹으면 단백질 흡수율이 떨어지게 됩니다.

그리고 사실 우리는 그렇게 많은 단백질이 필요하지 않습니다. 제 기준으로 일반인은 본인의 몸무게만큼만 먹어도 충분하다고 생각합니다. 왜냐하면 단백질은 어차피 우리 몸에서 반복하면서 사용되기 때문입니다. 단백질 풀이라는 곳에 저장을 해두었다가 필요한 곳이 있다면 꺼내 써서 우리 몸이 건강하게 유지될 수 있게 만듭니다.

그렇다고 단백질을 너무 적게 먹어서도 안 됩니다. 왜냐하면 단백질은 우리 몸을 구성하는 요소이기 때문입니다. 단백질은 체조직, 효소, 호르몬, 영양소 운반, 세포막 수용체, 면역, 에너지의 재료 등 정말 많은 곳에 사용되어 도움을 줍니다.

단백질은 건물로 따지면 벽돌 같은 존재입니다. 건물을 짓는데 벽돌이 부족하면 어떻게 되나요? 짓는다고 해도 무너지고 말 것입니다. 우리 몸도 마찬가지입니다. 단백질이 부족해지면 무너지게 됩니다.

그리고 단백질을 많이 먹는다고 근육이 많이 생기는 것이 아닙니다. 종종 단백질을 많이 먹어야 근육이 더 많이 생긴다고 생각하시는 분들이 있습니다. 하지만 앞 내용만 잘 읽으셨어도 이제 왜 많이 먹으면 안 좋은지 아실 겁니다. 그래서 단백질도 너무 과하게 먹거나 너무 적게 먹기보다는 나에게 맞는 양을 찾아서 먹는 것이 중요합니다.

다음은 지방입니다. 지방을 얼마나 먹어야 할까 궁금하실 겁니다. 물론 지방은 인슐린을 미미하게 자극하지만 과하게 먹으면 당연히 살이 찝니다.

사실 저는 저희 수강생들에게 양을 조절할 때 계산해서 먹으라고 알려 드리지 않습니다. 사실 이건 의미 없는 계산법에 불과하기 때문입니다. 그리고 강박이 생길 가능성이 높습니다.

제가 추천해 드리는 가장 좋은 방법은 본인이 식사를 하면서 배부름 정도가 70~80% 정도 되면 자연스럽게 멈추는 겁니다. 왜 이 방법을 추천해 드리냐면 다이어트가 끝나도 지속할 수 있기 때문입니다. 배부름이 그 정도가 되면 자연스럽게 식사를 멈추게 될 겁니다.

여러분도 다이어트를 하면서 너무 강박을 가지지 마시고 적당한 양을 먹기 위해서 노력하시면 됩니다. 사실 과식과 폭식만 하지 않으면 됩니다. 거기서 탄수화물의 양만 줄여도 대사 건강이 좋아져서 살은 알아서 빠지게 됩니다.

다시 한번 강조하지만 대사를 건강하게 만들어야 살이 빠집니다. 우리 몸이 건강하지 않으면 살은 절대 빠지지 않습니다. 빠지더라도 다시 돌아오게 됩니다.

-10kg 빠지는 맞춤형 식사 구성법

지옥 같은 정체기
초간단 극복법

다이어트를 하다 보면 중간에 정체기가 오기 마련입니다. 하지만 이때 중요한 것은 정말 정체기가 맞는지 확인하셔야 합니다.

저희 수강생 중에 다이어트를 하다가 3개월 동안 정체기가 와서 너무 답답하고 포기하고 싶은 마음에 저를 찾아오신 분이 계십니다. 양도 많지 않고 닭고야를 드시고 있었습니다. 하지만 문제가 있었는데 바로 아침마다 마시는 ABC 주스였습니다. 과일을 좋아해서 드셨던 것도 아닙니다. 인스타에서 해독에 좋고 살이 빠진다고 해서 구매해서 드셨던 것입니다. 그래서 마케팅이 무서운 것입니다. 정말 살이 빠지고 좋은 것처럼 광고를 하기 때문입니다. 저도 이런 것을 몰랐다면 아마 먹었을 겁니다.

지금까지 책을 잘 읽으셨다면 이게 왜 잘못된 것인지 아실 겁니다. 바로 과당 때문입니다. 더 문제는 그냥 과일을 먹은 것도 아니고 갈아서 먹어서 더 문제가 되는 것입니다. ABC 주스처럼 과일을 갈아서 먹게 되면 혈당은 더 빠르게 높게 올라가고 흡수도 더 빨라져서 지방 전환이 더 빠르게 됩니다.

그래서 저는 세 가지의 피드백을 드렸습니다. 첫 번째 ABC 주스와 과일은 끊거나 줄이기, 두 번째는 닭가슴살보다는 지방이 붙어 있는 육류를 먹기, 세 번째는 탄수화물 양을 줄이는 것이었습니다.

이 세 가지를 적용한 후에 일주일 만에 어떤 변화가 생겼는지 아시나요? 무려 허리둘레가 10cm 줄었답니다. 단 3가지만 바꿨을 뿐인데 엄청난 변화가 생겼습니다. 당시 그분은 정체기가 아니었던 것입니다. 놓치고 있던 부분이 있었을 뿐입니다.

이처럼 정체기인지 아니면 무언가를 잘못하고 있는 게 아닌지를 잘 확인해야 합니다. 정말 내가 지킬 거 잘 지켰는데 살이 빠지지 않을 때가 바로 정체기입니다.

만약 정말 내가 정체기인 거 같다면 이렇게 해 보세요. 탄수화물 양을 원래 먹던 양보다 더 먹는 것입니다. 예를 들면 원래 30g을 먹었다면 100g 정도를 먹는 것입니다. 이때 체중이 올라갔다고 신경 쓸 필요 없습니다. 왜냐하면 체지방이 늘어난 것이 아니라 글리코겐 양이 늘어나서 체중이 늘어난 것이기 때문입니다. 그리고 일주일이 지나고 다시 원래 먹던 양으로 돌아오면 됩니다.

정체기가 오는 이유는 바로 대사가 적응이 되어서 그렇습니다. 그래서 탄수화물을 조금 더 섭취해서 대사를 살짝 올리고 다시 양을 줄이는 것입니다. 이 방법이 바로 대부분 사람들이 알고 있는 치팅데이입니다. 치팅데이가 와전이 되어서 먹고 싶은 거 먹는 날이 되었지만 원래는 탄수화물 양을 늘리는 날입니다. 이제 당신도 알았으니 누군가 치팅데이를 한다고 하면 그렇게 하면 안 된다고 알려주세요.

정체기에 있어서 중요한 점은 정체기의 기준점입니다. 일주일 동안 체중의 변화가 없다고 해서 정체기일까요? 그건 아닙니다. 한 달 정도 빠지지 않는다면 정체기라고 보시면 됩니다.

그리고 체중을 재기보다는 허리둘레와 엉덩이둘레를 재면서 확인하시는 게 가장 좋습니다. 왜냐하면 체중을 재면 체지방이 늘었는지 근육이 늘었는지 수분량이 늘었는지 확인할 수가 없습니다. 그러므로 체중보다는 허리둘레와 엉덩이둘레로 체크를 해 보세요.

어차피 우리에게 중요한 것은 숫자가 아니라 눈에 보이는 것이니까요.

누군가에게 체중을 알려주려고 다이어트를 하시는 건가요? 그것이 아니라면 체중보다는 둘레로 확인을 해 보세요.

여성들은 체중과 허리둘레를 매일 재는 것보다는 황금기 때만 재는 것이 좋습니다. 황금기가 언제냐면 생리가 끝나고 배란일 전까지의 기간입니다. 왜 황금기 때 수치를 재야 하냐면 생리기에는 수분이 차 있는 시기이고 생리 전 주기인 황체기에는 여성의 의지력이 상실되는 시기이기 때문입니다. 이때 어떤 음식을 먹을지 모르고 체중을 재면 스트레스만 받을 수 있습니다. 그래서 황체기에 오는 월경전증후군 관리를 잘해야 합니다.

가임기 여성 75%는 월경전증후군에 시달린다고 합니다. 월경전증후군이 있는 여성은 미리 예방할 수 있게 내가 어떤 증상이 있는지 잘 파악해야 합니다. 여성의 다이어트는 황체기 관리라는 이야기도 있습니다. 그만큼 여성에게 중요하다는 겁니다.

남성과 여성의 다이어트는 다릅니다. 다르다기보다는 여성의 다이어트가 조금 더 어렵습니다. 그래서 더 신중하게 해야 합니다. 왜냐하면 여성은 귀중한 한 생명을 가지게 될 몸이기 때문입니다.

요즘 비혼주의가 늘면서 임신을 안 한다고 하시는 분들도 있습니다. 하지만 임신을 하지 않더라도 관리를 잘 해줘야 합니다. 임신과 생리에 관련된 성호르몬들이 살을 빼고 찌우는 것과 관련이 있기 때문입니다.

저는 지금까지 많은 여성들과 다이어트를 해왔습니다. 그런데 충격이었던 것은 이런 부분에 신경 쓰는 분들이 많지 않았던 점입니다. 생리를 안 하면 그냥 안 하는 대로 넘어가고 오히려 안 해서 편하다고 하신 분들도 있습니다. 하지만 생리를 하지 않는 건 우리 몸에 문제가 생겼다는 신호입니다. 그래서 여성분들은 자신의 몸을 더 잘 이해하고 관리하셔야 합니다.

정체기 극복법을 이야기하다가 여성의 다이어트까지 와버렸네요. 그만큼 여성의 다이어트는 더 중요하다는 이야기입니다. 남성보다 몸이 훨씬 더 예민하게 반응하기 때문입니다.

이런 내용을 모른다면 정체기가 아닌지 맞는지를 모르실 겁니다. 그래서 이런 내용을 알고 나서 내가 정체기인지, 아니면 내 몸에 다른 문제가 생겼는지를 잘 판단해야 합니다. 그래야 다음 스텝으로 갈 수 있는 길이 열리게 됩니다.

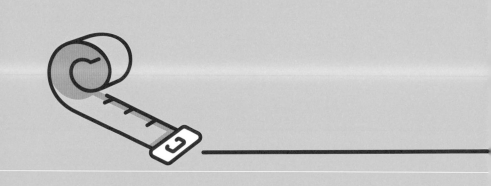

PART 7

다이어트 할 때
가장 많이 하는 질문

전 국민을 속인
의외로 살찌는 음식

다들 다이어트를 할 때 저지방 또는 무지방 우유를 드시나요? 아마 지금까지 책을 읽으셨다면 지방이 살을 찌우는 게 아니라는 것을 아셨을 겁니다. 자, 그럼 우유를 마실 때 저지방, 무지방으로 마시는 게 의미가 있을까요? 이제는 의미 없다는 것도 아실 겁니다.

우유는 사실 건강한 식품은 아닙니다. 우유가 키를 크게 만들어 준다고 해서 많이 먹입니다. 특히 성장기 아이들에게 많이 먹이며, 학교에서 우유 급식도 합니다. 그런데 우유를 먹는다고 사실 키가 크지는 않습니다.

우유에 들어있는 칼슘은 사실 흡수가 되지 않습니다. 반대로 뼈에 있는 칼슘을 빼앗아 옵니다. 우유가 산성식품이기 때문입니다. 원래 미네랄이 있는 식품은 대부분 알칼리성 식품이지만 우유는 산성식품이기에 뼈에 있는 칼슘으로 우유를 중화시켜야 하기 때문입니다. 그래서 오히려 뼈를 건강하게 만드는 것이 아니라 골다공증을 유발할 수 있습니다. 그러니 오늘부터는 아이들 키 때문에 우유 먹이지 마세요.

사실상 우유를 먹으면 속이 더부룩하고 탈이 나시는 분들이 많습니다. 원래 인간의 70%는 우유를 소화하지 못한다고 합니다. 그런데도 계속 먹는 이유는 제 생각에는 가스라이팅을 당해서 그렇습니다. 옛날부터 전해 온 전설 같은 느낌? 그 전설이 이제는 바뀌어야 한다고 생각합니다.

그리고 우유의 지방 때문에 살이 찌는 것이 아니라 당 때문에 살이 찌는 겁니다. 다음으로는 바로 카제인이라는 단백질 때문입니다.

카제인이 문제가 되는 이유는 우리 몸 안에 있는 세포막에 들어가 염증을 유발하기 때문입니다. 염증이 많아지면 인슐린 저항성이 생기게 됩니다. 그럼 또 살이 빠지지 않는 체질이 됩니다. 여기서 알아야 할 점은 모유에는 카제인이 25% 정도밖에 안 들어 있지만 소젖에는 80% 정도나 들어 있다고 합니다. 그래서 우유가 좋지 않은 것입니다.

현재 우리가 먹는 우유의 문제점은 유통과정에도 있습니다. 유통과정 중 살균에 문제가 있습니다. '살균하는 건 좋은 거 아니야?'라고 생각하실 수 있습니다. 하지만 살균 과정에서 일단 위생적이지 않습니다. 그리고 고온 살균을 통해서 영양소와 효소를 파괴합니다. 마지막으로 알레르기를 일으키는 카제인 단백질 구조만 남게 됩니다. 결국 전혀 영양가 없고 건강에 좋지 않은 식품이 됩니다.

요즘 우유를 보면 유통기한이 정말 길면 한 달까지 있습니다. 그게 바로 효소가 빠져서 유통기한이 점점 길어지는 겁니다. 하지만 이런 살균을 거치지 않고 효소가 들어있는 우유의 경우에는 하루 이틀 만에 바로 먹어야 합니다. 왜냐하면 효소 때문에 금방 상하기 때문입니다.

그리고 소젖은 10개월 동안 계속 짠다고 합니다. 그럼 그 과정에서 소젖이 과연 멀쩡할까요? 아마 진물이 나오고 고름이 나올 것입니다. 그럼 우리는 그 고름이 들어간 우유를 그대로 마시는 것입니다. 이 이야기를 들으니 먹고 싶다는 생각이 없어지시죠? 저도 이 이야기를 듣고 소름이 돋았습니다.

만약 아토피, 비염, 알레르기 자가면역질환이 있는 경우에는 특히 더 먹으면 안 됩니다. 아까 이야기한 것처럼 알레르기 반응을 유발하기 때문입니다.

우유를 정말 포기하지 못하겠다는 분이라면 A2카세인 우유나 살균 과정을 거치지 않은 생우유를 먹는 것이 좋습니다. 대부분의 염증과 알레르기를 일으키는 것은 A1카제인입니다. 생우유의 경우에는 오히려 염증 반응을 낮춰준다는 연구 발표도 있습니다.

하지만 우유도 결국 당이기 때문에 다이어트를 할 때만큼은 먹지 않는 것이 좋습니다.

Q&A 모음집

제로 음료는 칼로리 없으니까 먹어도 되죠?

다이어트를 하면서 "나는 제로 음료를 먹고 살 뺐어."라는 이야기 들어보신 적 있으신가요? 아마 없으실 겁니다. 그런데도 다이어트를 하면서 식사를 하면서 제로 음료를 함께 드시는 분들이 많이 있습니다. 다이어트는 대사와 호르몬을 건강하게 만드는 과정입니다. 그런데 과연 제로 음료를 먹으면 대사와 호르몬이 건강해질까요?

사실 제로 음료도 살을 찌웁니다. 제로 음료가 살이 찌는 이유는 2가지입니다. 첫 번째로 제로 음료에 들어있는 아스파탐이나 수크랄로스 같은 인공감미료는 설탕보다 4,000배 이상 단맛을 낸다고 합니다. 그래서 제로 음료를 먹게 되면 단 것이 더 당기게 됩니다. 그리고 우리 뇌는 열량 없이 단맛을 느끼게 되어서 불완전한 보상이 주어졌다고 느낍니다. 결국 더 많은 보상을 받기 위해서 식욕이 더 올라가게 됩니다.

두 번째로 혈당은 미미하게 올라가지만 인슐린을 20%까지 올립니다. 그래서 열량이 없더라도 살이 찔 수밖에 없고 대사가 망가지게 됩니다. 이것만 봐도 다이어트를 할 때 칼로리를 따지면 안 된다는 것을 알 수 있습니다. 실제로 제로 음료가 비만율과 심혈관 질환 발병률을 높인다는 연구 결과가 많이 있습니다.

다이어트 음료라고 마케팅이 되었을 뿐이지 다이어트에 도움이 되지는 않습니다. 그리고 건강에 좋지도 않습니다.

탄산 없으면 못 사시는 분들도 있습니다. 하지만 탄산 없이 못 사는 게 아니라 탄산에 들어있는 당에 중독이 된 것입니다. 인공감미료가 설탕보다 중독성이 더 강하기 때문입니다. 그래서 아무리 제로를 마시더라도 줄이거나 끊지 못하게 되는 것입니다.

인공감미료도 화학성분입니다. 당연히 몸에 안 좋지 않을까요? 만약 당신의 밥 위에 화학성분을 올려놓는다면 함께 드실 수 있으신가요? 그렇게 된다면 막상 드시지 못할 겁니다.

정말 탄산을 끊지 못하겠다면 탄산수나 탄산수에 애사비를 타서 먹어보세요. 아니면 정말 가끔 먹는 정도로 줄여보세요.

다이어트 할 때 외식하면 안 되나요?

다이어트를 하더라도 외식을 안 할 수는 없습니다. 특히 직장인은 나가서 밥을 먹어야 하는 경우가 많고 회식도 많이 합니다.

저는 수강생분들이 외식을 한다고 하면 하라고 합니다. 그리고 "외식한다고 스트레스받지 말고 편하게 드시고 오세요."라고 이야기합니다. 지금까지 앞에서 말한 습관들을 잘 지켜왔다면 외식할 때도 몸에 배어 있을 겁니다. 그래서 알아서 식사 순서를 지키고 안 좋은 음식은 최대한 먹지 않으려고 노력할 것입니다.

만약 메뉴 자체가 전부 안 좋은 음식이라면 그냥 맘 놓고 편하게 먹으면 됩니다. 단, 80% 정도 배가 찬나면 수서를 내려놓으면 됩니다. 하루 이렇게 먹는다고 해서 살이 급격하게 찌지는 않습니다. 다음 날 공복 상태를 평상시보다 조금 더 길게 가져가면 됩니다. 그리고 다시 원래 식습관으로 돌아오면 됩니다.

만약 내가 메뉴 결정을 할 수 있다면 어떤 것이 외식 메뉴 최선일까 궁금하시죠? 지금 당장 알려드릴게요.

- **외식 메뉴 추천**

수육, 보쌈

족발(단맛이 덜한)

닭, 오리 백숙, 삼계탕

국밥

소, 돼지, 오리, 닭 구이/찜

구운 치킨

곱창, 대창

샤부샤부

뼈해장국

생선구이

해산물&회

육회&생고기

이것 외에도 많은 외식 메뉴들이 있습니다. 기준을 어떻게 잡아야 하냐면 단백질과 지방이 풍부하고 자연에서 나온 음식으로 고르면 됩니다. 찾아보면 생각보다 먹을 수 있는 외식 메뉴들이 많이 있습니다.

대부분 사람들이 다이어트를 오래 하지 못하는 이유는 다른 사람과 약속을 잡으면 무조건 샐러드 집에 가거나 아니면 직접 샐러드를 싸 갑니다. 그 자체가 스트레스가 되고 나중에 못 먹었던 음식을 먹고 싶은 보상 심리가 생기기 때문에 더 큰 문제가 됩니다.

다만 외식이 너무 잦은 건 안 되겠죠? 사실 집에서 만들어 먹는 것이 가장 좋습니다. 귀찮으시다고요? 저는 자기 몸 하나 제대로 컨트롤하지 못하면 아무것도 하지 못한다고 생각합니다. 지금 내가 음식을 하는 것만 귀찮은지 제대로 파악해 보세요. 아마 다른 것들도 귀찮아서 내일로 미루고 계실 겁니다.

"어제와 똑같이 살면서 다른 미래를 기대하는 것은 정신병 초기 증세이다." 알버트 아인슈타인이 한 이야기입니다. 당신은 그러실 분이 아니라는 것을 알고 있습니다. 어제와 다른 삶을 원하신다면 지금 당장 움직이고 앞으로 정진해야 합니다.

"저는 술 절대 포기 못 해요"

제가 퀴즈 하나 드리겠습니다. 다이어트를 할 때 술을 먹어도 될까요? 요즘 SNS에서는 된다고 하는 사람도 있더라고요. 당연히 안 됩니다. 하지만 현대인들은 사회생활을 해야 하니까 아예 안 먹고 살 수는 없습니다. 그것이 1순위일 수도 있습니다. 당연히 안 먹을 수 있으면 안 먹는 게 최고입니다.

술이 왜 몸에 안 좋은지는 너무나도 잘 알고 계실 겁니다. 우리 몸의 여러 가지를 망치기 때문입니다. 특히 간이 망가지게 됩니다. 간이 망가져 제 기능을 하기 어려워지면 일단 해독이 힘들어지고 간에 지방이 끼고 염증이 생기게 됩니다. 앞서 이야기했지만 인슐린 저항성이 생기게 됩니다. 술의 칼로리가 높아서 살이 찌는 것이 아니라 간이 망가져서 대사가 무너져 살이 찌는 것입니다. 하지만 사람들은 술의 칼로리와 당 때문에 살이 찐다고 생각합니다.

그래서 요즘에는 무가당 소주도 나왔습니다. 하지만 아무런 쓸모없는 것에 집중하는 것입니다. 술의 문제점은 그것이 아니기 때문입니다. 이것과 마찬가지로 마케팅이 된 것들은 차고 넘칩니다. 그래서 내 몸에 관해 공부하는 것과 안 하는 것은 천지 차이입니다.

결국 건강해져야 살이 빠집니다. 만약 어쩔 수 없는 상황에서 술을 마셔야 한다면 어떻게 해야 할까요? 먼저 안주 선택을 잘해야 합니다. 탄수화물이 아닌 단백질과 지방이 풍부한 안주를 선택해 주세요. 그리고 술을 선택할 때는 맥주 같은 발효주는 안 됩니다. 맥주는 곡물을 발효시켜서 만들었기 때문에 사실상 마시는 탄수화물입니다. 그래서 술은 최대한 증류가 된 술이 좋습니다. 예를 들면 위스키나 고량주를 마시는 것이 좋습니다. 와인으로 보면 드라이한 레드와인이 좋습니다.

그리고 술 한 잔에 물 한 잔을 꼭 마셔서 수분 보충을 해주는 것이 좋습니다. 술을 마신 다음 날에는 공복 상태를 오래 유지해 주고 운동은 다음 날 저녁 시간에 해주는 것이 좋습니다. 술이 덜 깬 상태에서 운동하게 되면 오히려 간에 더 부담을 주게 됩니다. 운동을 할 때는 가벼운 유산소 운동을 하는 것이 좋습니다.

술은 당연히 좋지 않습니다. 하지만 술을 먹고 스트레스까지 받는 것은 더 좋지 않습니다. 그러니 어차피 마실 거라면 그 상황은 즐기고 다음 날부터 다시 1일이라고 생각하고 다이어트를 시작하면 됩니다.

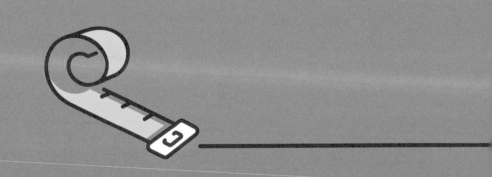

준쌤과 함께하는
운동 교실

허벅지 셀룰라이트 없애는 돌려 깎기 운동 루틴

1 스쿼트

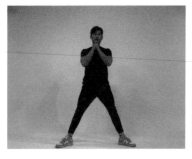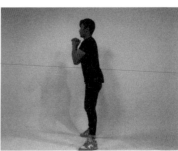

1 다리는 골반 너비만큼 벌리고 발은 사선으로 벌려서 서주세요.

2 발가락에 힘주고 발 바깥쪽에 중심을 놔주세요.

3 손은 앞으로 모아서 가슴 앞에 위치해주세요.

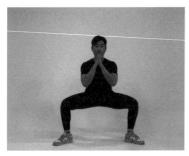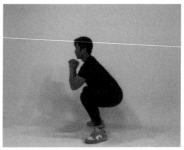

4 무릎 방향이 발끝을 향하게 천천히 앉아주세요.

5 발바닥을 누르며 위에서 누가 머리를 삽아당긴다는 느낌으로 일어나주 세요.

※ **주의할 점**

1 무릎이 안쪽으로 모이면 안 됩니다.

2 허리가 구부러지지 않아야 합니다.

3 중심이 앞뒤로 움직이면 안 됩니다.

4 뒤꿈치가 바닥에서 뜨면 안 됩니다.

2 스플릿 스쿼트

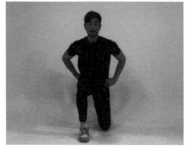 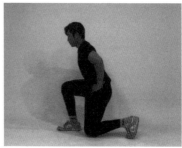

1 한쪽 무릎은 세우고 한쪽 무릎은 꿇고 앉아주세요.

2 양다리 모두 90도로 만들어주세요.

3 중심은 앞다리 80 뒷다리 20 정도로 놓아주세요.

4 손은 허리에 올려둡니다.

5 상체는 살짝 앞으로 기울여주세요.

6 뒷발은 까치발을 유지해주세요.

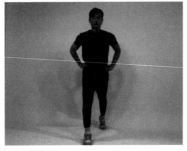 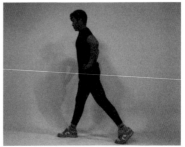

7 양발 모두 바닥을 누르면서 그대로 일어나주세요.

8 골반을 누르면서 그대로 앉아주세요.

※ 주의할 점

1 허리가 구부러지면 안 됩니다.

2 일어났을 때 중심이 뒤쪽에 있으면 안 됩니다.

3 앉을 때 앞쪽 뒤꿈치가 떨어지면 안 됩니다.

4 앞쪽 무릎은 살짝 나가도 괜찮습니다.

5 상체가 뒤로 젖혀지면 안 됩니다.

3 와이드 스쿼트

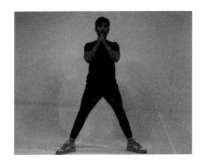

1 다리를 넓게 벌리고 발은 사선으로 벌려주세요.

2 손은 기도하듯이 앞으로 모아줍니다.

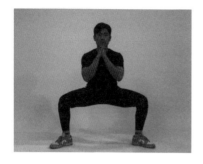

3 엉덩이가 바닥을 찍는다는 느낌으로 앉아주세요.

4 무릎 방향은 발끝을 향하게 앉아주세요.

주의할 점

※ **주의할 점**

1 무릎이 안쪽으로 모이면 안 됩니다.

2 허리가 구부러지지 않게 쫙 펴주세요.

3 불편하지 않을 정도로만 내려가주세요.

4 사이드 런지

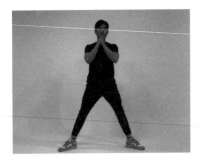

1 다리를 넓게 벌리고 발도 사선으로 벌려주세요.

2 손은 앞으로 기도하듯이 모아주세요.

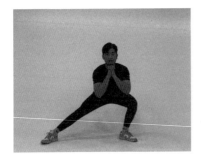

3 엉덩이를 뒤쪽으로 빼주며 옆으로 앉아주세요.

4 상체를 앞으로 살짝 숙여야 합니다.

5 반대쪽도 동일하게 해주세요.

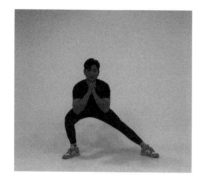

※ **주의할 점**

1 상체를 숙일 때 허리가 구부러지면 안 됩니다.

2 다리는 너무 넓게 벌리지 말고 나에게 맞게끔 벌려주세요.

3 무게 중심이 발 가운데 있게 만들어주세요.

5 힙브릿지

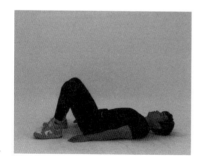

1 천장을 보고 누워주세요.

2 무릎을 구부려서 다리를 세워주세요.

3 발은 바깥쪽으로 벌려주세요.

4 손은 골반 옆에 위치시켜주세요.

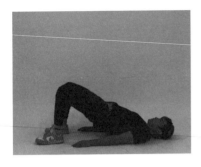

5 손과 발로 바닥을 누르며 엉덩이를 들어주세요.

6 무릎과 가슴이 일자가 될 때까지만 들어주세요.

※ 주의할 점

주의할 점

1 허리가 당길 정도로 엉덩이를 높게 들지 마세요.

---

6 원레그 브릿지

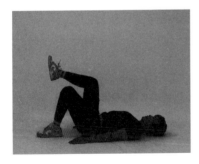

1 브릿지 자세에서 한쪽 다리를 구부려 들어주세요.

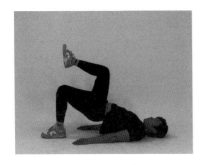

2 한 발로 바닥을 누르면서 엉덩이를 들어주세요.

※ **주의할 점**
1 들고 있는 다리가 움직이지 않게 고정시켜 주세요.
2 엉덩이가 너무 들리지 않게 주의해주세요.

출렁이는 팔뚝 살 빼는 초간단 운동 루틴

1 슬로우 버피테스트

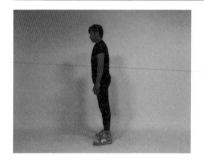

1 차렷 상태에서 두 발을 붙이고 섭니다.

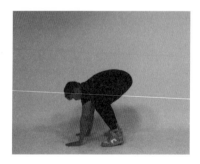

2 무릎을 구부려 양손을 바닥에 대줍니다.

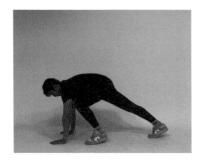

3 한쪽 발을 뒤로 쭉 펴줍니다.

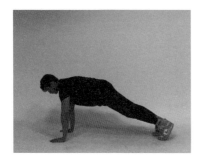

4 반대쪽 발도 뒤로 쭉 펴줍니다.

5 엎드렸을 때 어깨와 손목이 일자가 되어야 합니다.

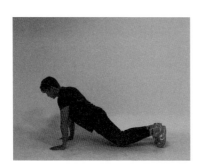

6 무릎을 구부려 바닥에 대줍니다.

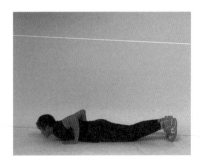

7 바닥에 가슴을 대고 완전히 엎드려줍니다.

8 손은 가슴 옆에 위치해야 합니다.

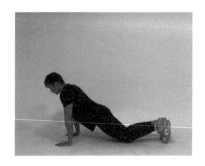

9 팔을 쭉 펴서 가슴을 들어줍니다.

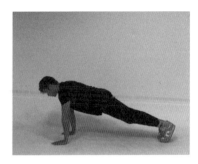

10 무릎도 바닥에서 뗀 뒤 엎드린 자세를 만들어줍니다.

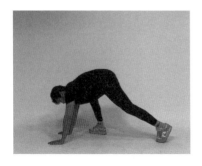

11 한쪽 다리를 구부려서 가슴 쪽으로 가져옵니다.

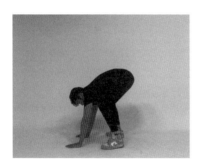

12 반대쪽도 다리를 당겨 가슴 쪽으로 가져옵니다.

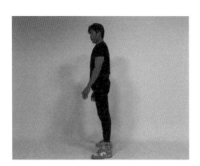

13 몸이 일자가 되게 다시 서줍니다.

주의할 점

※ 주의할 점

1 동작이 익숙해지기 전까지는 천천히 진행합니다.

2 손목이 아프다면 푸시업바를 이용해보세요.

2 숄더 프레스

• 생수병 또는 아령을 준비해주세요.

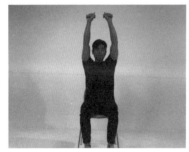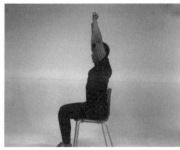

1 의자에 앉아서 아령을 들고 손바닥이 앞을 보게 하고 팔을 위로 들어줍니다.

2 손이 앞으로 가지 않게 귀 옆에 붙여줍니다.

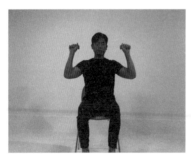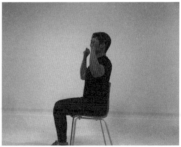

3 팔꿈치를 구부리면서 손목과 팔꿈치가 일자가 되게 내려줍니다.

4 옆에서 봤을 때 손의 위치가 얼굴보다 살짝 앞에 있어야 합니다.

※ 주의할 점

1 처음부터 무거운 무게로 하기보다는 가벼운 무게로 좋은 자세를 만들어보세요.

2 팔꿈치가 손보다 앞에 있거나 뒤로 빠지면 안 됩니다.

3 팔을 펼 때 앞쪽이 아니라 천장으로 쭉 들어줍니다.

3 로우

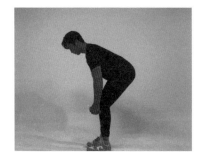

1 허리를 펴고 무릎을 살짝 구부려서 상체를 숙어줍니다.

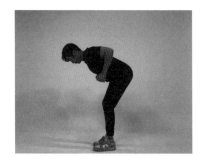

2 팔꿈치를 구부리면서 날개뼈를 서로 모아줍니다.

3 천천히 팔꿈치를 펴면서 날개뼈 쪽 근육이 스트레칭되게 해줍니다.

※ **주의할 점**

1 무릎은 발목보다 너무 앞으로 나오면 안 됩니다.

2 허리가 구부러지면 안 됩니다.

3 팔꿈치의 각도가 90도 나오게 만들어주세요.

주의할 점

4 **해머컬**

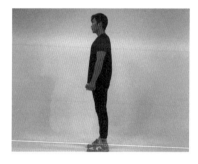

1 차렷한 상태에서 손등이 옆을 보게 서줍니다.

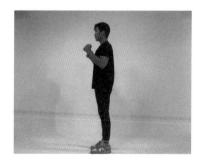

2 팔꿈치를 옆구리에 고정시킨 상태에서 그대로 구부려줍니다.

3 내릴 때는 천천히 이완시켜줍니다.

주의할 점

※ **주의할 점**
1 몸통이 앞뒤로 흔들리면 안 됩니다.
2 팔꿈치가 완전히 펴지지 않게 주의해줍니다.

5 킥백

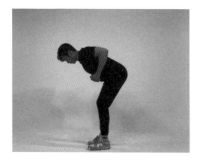

1 무릎을 살짝 구부리고 허리를 펴고 상체를 숙여줍니다.

2 팔꿈치를 구부려서 옆구리에 고정시켜줍니다.

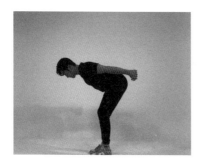

3 팔꿈치를 고정시킨 상태에서 뒤로 쭉 펴줍니다.

주의할 점

※ 주의할 점

1 팔꿈치를 펼 때 너무 세게 빠르게 펴면 안 됩니다.

2 팔꿈치를 펼 때 상체가 같이 일어나면 안 됩니다.

3 허리가 구부러지면 안 됩니다.

4 팔꿈치가 고정되지 않고 아래로 떨어지지 않게 주의해주세요.

묵은 뱃살 미친 듯이 빠지는 역대급 운동 루틴

1 무릎 쓸기

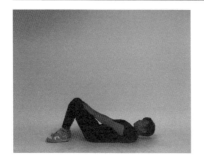

1 무릎을 구부리고 천장을 보고 누워주세요.

2 손은 허벅지 앞에 놓아주세요.

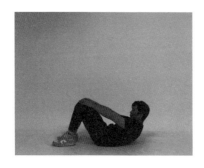

3 턱을 말아주고 상체를 들어주면서 손으로 무릎을 쓸어줍니다.

4 다시 천천히 내려와줍니다.

1 상체가 너무 많이 올라갈 필요는 없습니다.

2 발이 떨어지지 않게 주의해주세요.

3 턱이 들리지 않게 해주세요.

2 천장 찍기

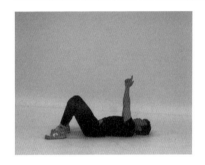

1 무릎을 구부리고 천장을 보고 누워줍니다.

2 똥침을 하는 것처럼 손을 모아서 천장을 향해 뻗어주세요.

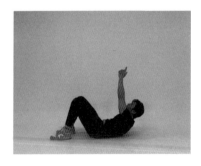

3 상체를 들어주면서 손이 천장을 향하게 쭉 뻗어줍니다.

4 천천히 다시 내려와줍니다.

※ **주의할 점**

1 내려올 때 쿵쿵 내려오지 않게 주의해줍니다.

2 목이 너무 아프다면 진행하지 마세요.

3 손이 사선으로 가지 않게 주의해주세요.

3 레그레이즈

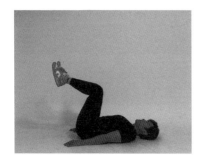

1 천장을 보고 누워서 무릎을 90도로 구부려서 들어줍니다.

2 손은 골반 옆에 위치시켜줍니다.

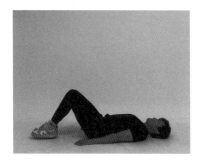

3 무릎 각도를 유지한 상태에서 천천히 내려줍니다.

4 바닥에 닿지 않을 정도까지만 내려줍니다.

5 너무 힘들다면 완전히 내려주세요.

6 다시 무릎 각도를 유지한 상태에서 들어줍니다.

주의할 점

※ **주의할 점**
　1 허리가 들리지 않게 주의해줍니다.
　2 무릎이 너무 구부러지지 않게 주의해주세요.

4　복사뼈 터치

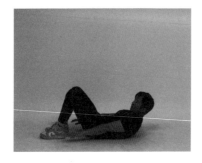

1 무릎을 구부려서 천장을 보고 누워줍니다.

2 턱 말고 상체를 살짝 들어줍니다.

3 손은 발을 향해서 쭉 뻗어줍니다.

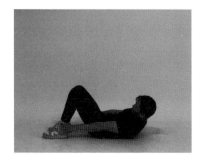

4 상체를 옆으로 살짝 기울여서 복사뼈를 터치해줍니다.

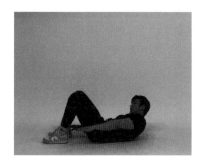

5 반대쪽도 똑같이 상체를 기울여서 복사뼈를 터치해줍니다.

※ 주의할 점
1 목이 뒤로 젖혀지지 않게 주의해줍니다.
2 상체는 가만히 있고 손만 가지 않게 주의해줍니다.

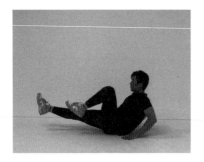

1 앉은 상태에서 상체를 살짝 뒤로 기울여줍니다.

2 손은 골반 옆에 고정시켜주세요.

3 한쪽 다리는 쭉 뻗고 한쪽 다리는 가슴으로 당겨주세요.

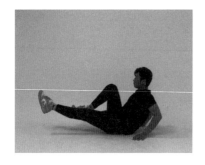

4 서로 번갈아 가면서 자전거 타듯이 진행해줍니다.

주의할 점

※ 주의할 점

1 상체가 점점 뒤로 빠지지 않게 주의해줍니다.

2 손목이 아프다면 주먹을 쥐고 하거나 푸시업바를 이용해보세요.

6 시티드 크런치

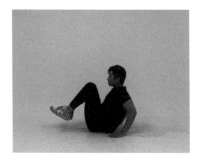

1 앉은 상태에서 상체를 세우고 앉아줍니다.

2 무릎을 구부려서 가슴으로 당겨줍니다.

3 손은 골반 옆에서 고정시켜줍니다.

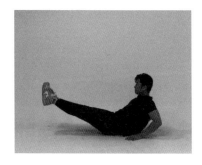

4 상체를 살짝 뒤로 가면서 무릎은 쭉 펴줍니다.

5 다시 무릎을 구부려서 가슴으로 당겨줍니다.

주의할 점

※ 주의할 점
1 무릎을 세게 펴면 다칠 수 있으니 천천히 펴주세요.

7 플랭크

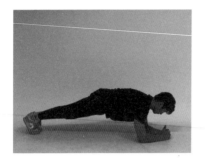

1 팔꿈치를 구부려서 바닥에 대고 삼각형을 만들어줍니다.

2 팔꿈치와 어깨가 일자가 되게 만들어줍니다.

3 몸통이 일자가 되게 만들어줍니다.

4 팔꿈치로 바닥을 밀어주면서 등을 천장으로 밀어줍니다.

5 팔꿈치와 어깨가 일자가 되게 만들어줍니다.

6 자세가 무너지지 않을 정도로 최대한 버텨줍니다.

주의할 점

※ 주의할 점
1 골반이 위, 아래로 움직이지 않게 주의해줍니다.
2 고개가 들리거나 너무 숙어지지 않게 주의합니다.
3 어깨가 아래로 축 처지지 않게 주의해줍니다.

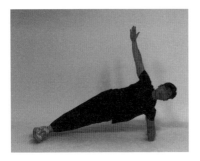

1 팔꿈치를 구부려서 옆으로 누워줍니다.

2 어깨와 팔꿈치를 일자가 되게 만들어줍니다.

3 위에 있는 발은 앞으로, 뒤에 있는 발은 뒤로 가게 만들어줍니다.

4 위에 있는 팔은 천장으로 쭉 펴줍니다.

5 그 상태로 골반을 들어줍니다.

6 발부터 머리까지 일자가 되게 만들어줍니다.

7 본인이 최대한 버틸 수 있는 만큼 버텨줍니다.

주의할 점

※ 주의할 점
1 골반이 너무 위로 올라가거나 아래로 처지지 않게 주의합니다.
2 고개가 아래로 떨어지지 않게 잘 고정해줍니다.

9 마운틴 클라이머

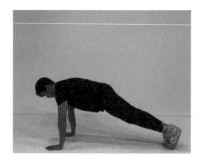

1 손목과 어깨가 일자가 되게 엎드려줍니다.

2 등부터 뒤꿈치까지 일자가 되게 만들어줍니다.

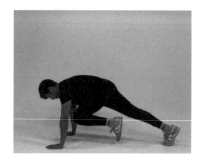

3 한쪽 무릎을 구부리면서 가슴으로 당겨줍니다.

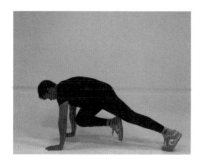

4 동일하게 반대쪽도 똑같이 진행해줍니다.

※ 주의할 점

주의할 점

1 엉덩이가 너무 올라가거나 내려가지 않게 주의합니다.

　지금까지 알려드린 동작들은 언제 어디서든 쉽게 따라 할 수 있는 운동들입니다. 시간이 난다면 개수와 세트를 정해놓고 하면 좋습니다. 그렇게 하기 어려운 상황이라면 한 동작을 선택해서 하루에 몇 개를 할지 정해놓고 그걸 미션으로 진행해보세요. 예를 들면 오늘은 스쿼트 100개를 미션으로 잡았다면 시간이 될 때마다 하는 겁니다. 그렇게 하루 동안 100개를 채워보는 겁니다.

　운동할 시간이 없다는 건 사실상 핑계입니다. 헬스장 갈 시간이 없는 거지 운동할 시간은 넘쳐납니다. 잘 생각해보세요. 내가 그냥 날리는 시간이 얼마나 되는지. 생각보다 많아서 놀라실 겁니다. 지나간 시간은 다시 돌아오지 않습니다.

　나의 미래, 몸 건강에 투자해보세요. 돈, 명예 다 중요하지만 결국 건강하지 못하다면 다 무용지물입니다.

　그리고 제가 가장 싫어하는 말이 있습니다. '내일부터'라는 말입니다.

지금의 시간은 다시 돌아오지 않습니다. '내일부터'도 습관이기 때문에 내일이 되면 또 내일부터 한다고 할 것입니다. 그러니 내일이 아닌 지금 당장 시작하는 습관을 들이세요. 아직도 안 일어나셨나요? 지금 당장 일어나서 운동을 시작하세요.

마지막으로 당신에게
드리고 싶은 이야기

마지막으로 당신에게 드리고 싶은 이야기가 있습니다.

어느 날 한 사람이 마당에 대나무 죽순을 심었습니다. 그리고 매일 아침, 얼마나 자랐는지 확인을 했습니다. 그런데 하루, 한 달, 일 년이 지나도 죽순은 자라지 않았습니다. '왜 이리 나무가 자라지 않지?'라는 생각에 포기하려던 찰나 4년이 지난 시점에 대나무가 갑자기 쑥쑥 자라기 시작했습니다.

죽순이 왜 갑자기 자라기 시작했을까요? 정답은 바로, 죽순은 안 자라고 있던 것이 아닙니다. 더욱 단단하게 지반을 다지려고 위가 아닌 아래로 3년간 뿌리를 내리고 있던 것입니다.

제가 드리고 싶은 말은 죽순처럼 당신도 지금은 엄청난 모습으로 변화하지 않을 수 있습니다. 하지만 미래에 아름다운 모습을 갖기 위해 지금 뿌리를 내리고 있는 과정일 것입니다.

꽃마다 피는 시기가 다르듯이 사람도 피는 시기가 다르다고 합니다. 천천히 피는 사람도 있고 빠르게 피는 사람도 있습니다. 그러니 지금 당장 변화가 없다고 해서 포기하지 마세요. 언젠간 꽃은 핍니다.

당신은 이미 예쁜 꽃입니다. 아직 봉오리인 상태일 뿐이죠. 만약 '나는 왜 살이 안 빠지지, 왜 안 변하지…'라는 생각이 든다면 '얼마나 이쁜 꽃이 되려고 하는 걸까?'라고 생각해 보세요.

항상 내가 꽃이 될 모습을 상상해 보세요. 사람은 생각하는 대로 불리는 대로 변화한다고 합니다. 그리고 정말 간절하다면 그게 무엇이 됐든 간에 이루어지게 되어있습니다.

저는 세상에 불가능은 없다고 생각합니다. 잘 생각해 보세요. 조선 시대에 멀리 있는 사람과 대화할 수 있는 세상이 만들어질 거라고 생각이라도 했을까요? 절대 하지 못했을 겁니다. 하지만 지금은 어떤가요? 스마트폰으로 대화뿐만 아니라 얼굴을 보면서도 통화를 할 수 있습니다. 시간이 걸릴 수는 있어도 결국 불가능은 없다는 겁니다.

당신이 상상하고 있는 미래가 결국엔 이루어져 있을 겁니다.